U0380313

民国医史研究

——以金陵医派研究为中心

徐建云 著

东南大学出版社
SOUTHEAST UNIVERSITY PRESS
·南京·

图书在版编目(CIP)数据

民国医史研究：以金陵医派研究为中心 / 徐建云
著. — 南京：东南大学出版社，2017.7
ISBN 978-7-5641-7225-1

Ⅰ.①民⋯ Ⅱ.①徐⋯ Ⅲ.①中国医药学-医学
史-研究-中国-民国 Ⅳ.①R-092

中国版本图书馆 CIP 数据核字(2017)第 158130 号

民国医史研究——以金陵医派研究为中心

出版发行	东南大学出版社	
社　　址	南京市四牌楼 2 号(邮编：210096)	
出 版 人	江建中	
责任编辑	褚　蔚(Tel：025-83790586)	
经　　销	全国各地新华书店	
印　　刷	虎彩印艺股份有限公司	
开　　本	850mm×1168mm　1/32	
印　　张	4.375	
字　　数	88 千字	
版　　次	2017 年 7 月第 1 版	
印　　次	2017 年 7 月第 1 次印刷	
书　　号	ISBN 978-7-5641-7225-1	
定　　价	50.00 元	

本社图书若有印装质量问题，请直接与营销部联系，电话：025-83791830

关于作者 ●━━━━━━━

　　徐建云,男,1962年12月出生,江苏宜兴人。1984年7月于南京大学历史系历史学本科毕业,自毕业起即在南京中医药大学医史教研室工作。1984年10月至1985年8月在北京中医研究院(现为中国中医科学院)参加"全国医药院校医史教学科研骨干进修班"进修学习,取得结业证书。现任南京中医药大学基础医学院中国医学史与各家学说教研室主任,教授、硕士生导师。主要社会兼职有:中华医学会医史学分会第十五届委员会委员、中国中医药学会会员、江苏省药学史专业委员会副主任委员、江苏省郑和研究会理事、江苏省药膳研究会理事、江苏省科协科普作家协会会员、南京市科协科普作家协会常务理事、南京中医药大学哲学社会科学学术委员会委员等。

　　从1987年开始发表学术论文以来,徐建云教授业已在《中医杂志》、《中医文献杂志》、《民国春秋》、《南京中医药大学学报》、《中医教育》、《中医药学刊》、《江苏中医药》等刊物上公开发表学术论文 50 余篇;参编有关学术专著 20 余部;在《人民日报·海外版》《健康报》《中国中医药报》发表文章 30 余篇;以副主编、编委身份参编专业教材 5 部。主要研究领域为:中国医学史、中医文化和中医教育。目前主要聚焦民国医史研究,并以此作为研究方向,有相关学术论文摘要在《中国人民大学报刊文摘》上刊载,有的文章被人民网全文刊载。

作为一名历史学者,更作为一名中医文化的传承者,徐建云教授高屋建瓴,是许多中医校史馆、中医博物馆、地方中医文化的设计者。作为主要设计者,为南京中医药大学校庆五十周年建成校史馆做出了重要贡献,亦为五十周年校庆晚会文艺演出的主要策划者和文本主要撰稿人。南京中医药大学校庆六十周年之际,撰成了江苏省中医药博物馆中国医学史的展陈大纲,包括前言、后记等,也是六十周年校庆晚会文艺演出的主要策划者和主要撰稿人。徐教授还为常熟市中医博物馆提出了展陈的主要构想,并撰写了《常熟中医药发展源流》一文。他也是无锡市中医院新院的中医文化的主要设计者。

序

每个地方都有自己独特的山川人文,这样就自然蕴育和造就了与众不同的地域文化,所谓"一方水土养一方人"。其实,一方水土也产一方物,更深刻地讲,一方水土也必定产生一方的人文。正是这种特异性,就使地域文化必然呈现出鲜明的地域特征。自然地理环境、生态条件的差异,使每个地方的人士也深深地烙印上了地域特色,而作为行为主体的人,又必然创造出具有生命个性的地域文化。

譬如,对我们人才辈出、人文荟萃的江苏常州,有这样的两句诗作了精妙的概括:"天下名士有部落,东南无与常匹俦。"这就是说,常州的名流俊杰在东南地带是首屈一指,无出其右者。我党早期的领袖人物瞿秋白、恽代英、张太雷都是常州人。因此,诗句所言并非夸张,那是有充分的客观事实依据的。江苏常州拥有许多我国固有民族文化的亮丽名片,具体来说,就有阳湖文派、常州词派、常州画派、孟河医派等等。其中的孟河医派,作为我国医学史上富有广泛学术影响和鲜明地域特色的中医地方医学流派,闻名于世。孟河医派和苏州地区的吴门医派一样,都是我们江苏地方医学流派里面的璀璨明珠。

清末民初，在南京享有盛誉的就有四大名医，他们都是大名鼎鼎的杏林翘楚、医坛俊杰。他们就是著名的"三卿一石"——随仲卿、朱子卿、武俊卿和王筱石。他们的出现，就现实地为金陵医派的诞生作了绝佳的铺垫，他们的登场（台）亮相为金陵医派的产生揭开了序幕。而在民国时代，南京杏林又崛起了新的四大名医，他们都是民众公认，有口皆碑的，他们享有隆崇声望和优良的疗效声誉。这就是在整个民国时代盛誉盖世的医林四杰——张简斋、张栋梁、随翰英、杨伯雅。他们医德纯厚而良善，医术精湛而高超，故而医名卓著而不凡；同时，他们又积极投身当时中医方面的重大事务，如抗争活动、医会事务、国医传习所教务……他们真诚投入，参与其事，社交面广，因此在中医界的社会影响力很大，声誉也是极高的。南京民众更是深受其惠，所谓"近水楼台先得月"，故而都知晓其名。以张简斋、张栋梁、随翰英、杨伯雅为代表的金陵四大名医，他们都是南京中医界的真正精英，都是金陵医派的骨干医家。这是名副其实，实至名归的。而民国"当代医宗"的张简斋，又有亲炙的四大弟子——傅宗翰、濮青宇、汪六皆、侯席儒，他们可谓是张氏医术的正宗传人。无论是中医学理，还是临床辨治、处方用药，都与张简斋先生是一脉相承的，其正统医道也是一以贯之的。

说起中医流派，在我看来，主要有两类：其一是以中医学术主干来划分，具体呈现出来的是时间轴，如伤寒学派、温病学派；其二是以地域主干来划分的，具体呈现出来的是空间轴，如新安医派、吴门医派、孟河医派。所以，这样在中医学界才认定有中医学术流派和地方医学流派。

无论是中医学术流派还是地方医学流派，它们其实都是一种中医学术和中医临床发展进程中所自然呈现出来的历史现象和客观存在，它们必然都是后世的中医学术研究者进行学术研究的具体对象与客观内容。因此，必须十分严肃认真地研讨中医学术流派和地方医学流派，不要也不能浅薄随意地说一人、一地都是"派"。如果没有客观具体的学术标准、没有公认的学术规范，那么势必陷入混乱不堪的境地。如果没有严肃认真的科学精神，没有实事求是的科学作风，那就不可能取得令人信服的学术成果。所以，我们对待中医流派这样严肃的学术问题，一定要慎重，无论如何不能随心所欲，不能轻薄为文，不能信口雌黄。须知，负责任的声音才叫声音。否则，任何胡言乱语、胡说八道都无异于扯淡梦呓，毫无学术价值可言，那纯粹是一种自欺欺人的自说自话、自吹自擂、自娱自乐。

目前，在中医流派的研究过程中，的确存在着许多困惑和问题，尤其是对地方医学流派的研究方面，更是乱象丛生。表面上看是热热闹闹、轰轰烈烈，一派风生水起、风起云涌的景象，实在地讲是各自为政，各霸一方。仿佛当地有个中医流派的存在，就表明此地的中医由来已久、源远流长，而且是中医学术根基厚实、底蕴深厚，更表明这里的中医发展就兴旺发达、繁荣兴盛。这其实是一种偏执的认知，一种自我感觉、主观想象而已。退一步讲，就算你那里曾经有过一个地方医学流派，那也已经融入历史，成为过去了，更何况，昨天先进，不等于今天先进；今天先进，也不等于永远先进。所以要不断地与时俱进，这样人们才会看到中医学术历久弥新的景象，看到中医在造福民众康宁中的现实贡献。同时，一个中医流派，无论是中医学术流派，还是地方医学流派，是否能够真正成立，这也要自觉接受历史的检验。岁月长河不舍昼夜地流淌，它其实一直都在大浪淘沙。到头来终究赢得学术界公认的中医流派又有几何？这不仅是一个理论问题，而且也是一个实践问题。

我们今天的中医同仁、同道、同志，完全可以通过学习、借鉴、研究、发掘历史上的中医流派所蕴含的学术精华，继承、弘扬并利用好这份宝贵的民族精神遗产，从中汲取学术方面的有益启示，汲取丰富而仍具学术生命力的智慧营养，汲取久经考验并行之有效的临证经验，并且创造性地指导、运用到当今的中医临床实践中去，真正造福病患，服务民众，在人民大众的日常医疗保健中发挥应有的积极作用。这才是我们研究中医流派的真正价值所在，也是客观的意义呈现。所以，大凡中医学术史上的精粹，我们今天都要努力发掘，发扬光大，推而广之。这才是中医流派研究的正确方向。我们坚信：只有走对路，才能走好路。只有这样，中医流派研究才能呈现花艳果丰的景象。这难道不是我们梦寐以求的期许吗？那么，好吧，就让岁月来作答，让历史来表达。

徐建云

2017 年 5 月 20

写在前面的话

——对以金陵医派研究为中心的民国医史研究的简要回顾

早在 20 世纪 90 年代,我就开始致力于民国医史的研究,具体涉及金陵医派领军人物的研究,在上海《杏苑中医文献杂志》1991 年第 3 期上发表了《民国名医张简斋事略》,此文比较系统而全面地概述了张简斋先生的生平事略。这是对张简斋研究的一篇里程碑式的论文,具有标志性意义。2001 年 8 月,江苏古籍出版社出版了《中华民国史大辞典》,作为此书的撰稿人,我主要撰写了有关民国时期著名医家、重要医事活动诸词目,该书曾获南京市哲学社会科学一等奖。我在《南京中医药大学学报·社会科学版》2004 年第 1 期上发表了《民国时期首都国医院创设未竟之原由探析》一文,具体介绍了首都国医院创建的倡议、募捐筹建的经过,剖析了创设未竟的三大主因:经济方面是缺乏必要的财经支持,没有必需的建设经费,焉能奢谈建设? 政治方面是政府不作为,民间难作为;时机方面是创设的时机不具备,没有和平建设的客观氛围。我在《南京中医药大学学报·社会科学版》2005 年第 2 期上发表了《中医救护医院及中央国医馆和赈济委员会的合作》，此文论述了在特殊的战争氛围，在艰苦卓绝的抗战岁月，我们中医界人士以"位卑未敢忘忧国"的情怀挺身而出，有所作为，努力发挥中医药的优势，积极救治伤病员，显示了中医药的实在价值。"有其为才有其位"，中医药发挥了应有的作用，自然也就争取了自己生存发展的空间，这是毋庸置疑的。2005年12月，江苏省教育厅哲学社会科学研究项目课题：中国民主革命时期的中医药发展状况研究结题，我撰写了《对抗战时期三件有关中医药之档案文献的解读》一文。在《南京中医药大学学报·社会科学版》2006年第2期上发表了《民国时期中医药学界的两次抗争》。此文首先论述了民国初年中医界人士反对把中医教育排斥于高等国民教育序列之外的抗争，对所谓"漏列中医案"进行了驳斥，造成了民间自办中医教育的局面。其次是对余云岫所提的"废止旧医以扫除医事卫生之障碍案"的抗争活动。中医界人士针锋相对，把中医药视为优秀的民族文化瑰宝，而且具有保卫民族命脉、捍卫民命的重要医学科学价值；而中药作为宝贵的自然资源，无疑具有昂贵的经济价值。抗争的目标是争取中医的生存发展权。这一权力又可细分为合法的中医教育权、合法的中医行医权和独立的中医行政管理权。2013年1月由南京出版社出版的《百年金陵中医》一书中，我撰写了《金陵国医百年风云实录》一文，该文全面梳理了金陵国医百年发展的脉络，人们可以清晰地看到百年以来，金陵中医人所做过的那些事，所留下的岁月的歌。王旭东所长进行了有关补充、润色。2013年10月我参加第六届金陵名医高层论坛，在会上发表了《金陵中医流派在国内的地位和影响》的讲演，见载论文集。2014年5月，我参加了江苏省药学史专业委员会镇江会议，在会上发表了《金陵医派在民国中医史上的主要作为》，比较明确地提出了金陵医派的概念、形成及其贡献，见载论文集。在《江苏中医药》杂志2015年第7期上，我发表了《南京国医传习所的创建及其主要业绩研究》。此文填补了民国南京中医教育研究方面的空白，使国内医史界开始关注南京在民国时代中医教育方面的独特贡献，必须充分肯定其应有的历史地位。在上海《中医文献杂志》2016年第2期上，我发表了《郭受天先生及其主要业绩》，此文对金陵医派的重要代表人物郭受天先生的功绩进行了特笔表彰：他参与筹建了中央国医馆，参与筹办了南京国医传习所，主编了中医期刊，进行中医药的学术传播。所有这些业绩都是值得后人钦佩和努力效仿的。

除了自己在锲而不舍、持之以恒地从事金陵医派的学术研究之外，我所指导的研究生也取得了一定的学术成果。顾亦斌在《江苏中医药》杂志2015年第6期上发表了《张简斋杂病治疗中顾护脾胃特色浅析》；完成了硕士论文《金陵医派在民国医史上的作用和影响研究》。顾亦斌同学已取得硕士学位，顺利毕业，走上了工作岗位。李剑在《江苏中医药》杂志2016年第3期上发表了《张简斋治疗咳血之学术思想探析》一文；在《中国临床研究》第7期上发表了《浅析张简斋治疗水肿特色》一文。

经东南大学出版社编辑褚蔚的建议，将这些文章集结出版，并增加了一些珍贵的历史照片。本书的出版得到南京中医药大学国家重点（中医医史文献）学科建设经费的资助。

从20世纪90年代至今，业已走过了27载岁月。尽管时光弹指一挥间，然而往事并不如烟。它既然发生，就刻骨铭心，永不能忘，挥之不去。记得克雷洛夫说过："有的人他一直干得挺有劲，因为他知道许多人在关注着他。还有一种人，默默地躲在黑地里，始终不渝地在辛勤耕耘着。他得不到光荣，也得不到赞扬，只有一个信念在支持着他，那就是他的工作对人类是有益的。"

我深信，我和我团队的研究工作，对弘扬中医药事业是有益的，对提振金陵中医们的精气神是有益的，对提升南京中医的社会美誉度是有益的，对社会各界正视南京作为民国首都在中医史上的作用和地位是有益的，对金陵医派最终获得学界认同是有益的，尤其是对提高南京市中医院作为金陵医派传承基地的社会影响力是有益的。

我们将一如既往、痴心不改地奉献自己的真诚和挚爱，埋头苦干、奋力开拓金陵医派研究的新境界。

徐建云
2017 年 3 月

目　录

金陵国医百年风云实录(1912—2012 年)

徐建云　王旭东

"金陵",美丽的名字,南京最雅致而古老的别称。2 300多年前,楚威王灭越后,在今清凉山上修筑城邑,"因山立号",名"金陵邑"。自此,"金陵"成为"钟山龙蟠,石头虎踞"的标志符号。金陵邑下,滔滔扬子奔流东去;鬼脸城头,漫漫硝烟乘风卷来。在这独特的山川形胜里,多少英雄豪杰、名流精英、才俊大师在此留下他们的足迹,创造历史的功绩和伟业,他们通过自己诚挚的奉献、杰出的作为,把自己的名字和这座历史文化名城紧密相连,他们为它增添光彩,从而真正地融入了历史,走向了永恒。

"六朝古都"的繁华,"十朝都会"的鼎盛,使南京具有了丰厚的文化底蕴。植根于中华文化的中医药事业,在这座沧桑千年的文化古城,自然也不会寂寞消沉。在中医药文化的专业领域,南京的名医、药师们也谱写了不凡的光辉史诗。葛洪、陶弘景就是其中最为出类拔萃的精英代表。南京的中医药文化源远流长,名医大家人才辈出,这给南京中医药文化的繁荣兴盛创造了重要条件。自 1912 年元旦,孙中山先生在南京就任中华民国临时政府的临时大总统,宣布成立中华民国以来,历史又悄然走过了整整 100 年。金陵国医百年风云又是如何激荡奔涌的呢? 在此生活、工作的中医药人又抒写了怎样的令人荡气回肠的历史篇章呢?

在孙逸仙先生入住总统府不久,南京中医界就筹备成立了南京医学会。如今,金陵中医行业协会已然百岁,历经砥砺,几番沉浮,南京中医药学会在百年之后,仍然青春焕发、神采飞扬。

金陵国医百年风云,可从两个历史时代来进行溯源观流。一是中华民国时期 38 年南京中医药方面所留下的历史印迹;二是新中国成立以来至今 62 年南京中医药事业发展的历史真实。只有全面准确地描述金陵国医百年风云,我们才能真实记录南京中医药百年来所走过的那些路,活跃的那些人,发生过的那些事,留下的那些岁月的歌。

中华民国 38 年,金陵中医艰难前行

中华民国时期,金陵国医发展的历史画卷最值得我们铭记的是四个方面的具体事略。一是在中医行医资格认定方面的医政管理办法,采取的有关具体措施,及其对中医药发展的影响。二是中医药界为所谓的"废止旧医以扫除医事卫生之障碍案"而进行的坚决抗争,由此确定了"三·一七"国医节,继之成立了"中央国医馆"。中医药人为中医药的生存

发展奋力拼搏,奋起抗争。南京中医药人的贡献也是显而易见,功不可没。三是中医教育的兴起,尤其是以成立南京国医传习所为标志,中医教育的展开,为中医人才的培养提供了广传薪火的基地。这样中医事业才能后继有人。四是南京的中医名流,他们在自己的专业领域中如何大显身手,充分发挥中医药治病救人的现实作用,通过无可争辩的疗效来赢得广大民众对中医的信仰,从而为中医药事业的发展开拓了用武之地和生存空间。应该说,这四个方面的事实就能忠实地反映民国时代金陵国医的主要风貌。

百年前对中医的首次发难

1912年,北洋政府以中西医"致难兼采"为由,在新颁布的学制及各类学校条例中,完全把中医药排斥在医学教育系统之外,史称"教育系统漏列中医案"。1913年,教育总长汪大燮公开提出废除中医中药:"余决意今后废去中医,不用中药。所请立案一节,难以照准。"对此,全国上下,群情鼎沸,许多学术团体和各地民众纷纷集会、通电、请愿、抗议,但政府仍然"应勿庸议"。中医界此次抗争没有收到预期的效果。

事件虽然不是发生在南京,但是,它为今后中医事业的一波三折、多灾多难开启了潘多拉之盒。

颇具现代意义的中医执业医师管理制度

民国初年,作为中华民国首都所在地的南京就开始实施医药方面的行政管理。其中许多行政管理法规也涵盖了中医药。如1914年的《江苏省内务报告》中明确宣称:"东西各国医士,必经考验,由官给予凭证,始许营业;药品出售,亦受检查……以期于卫生无害。"这一举措,实是中西医师执行资格医政管理之滥觞。

1922年3月,北方的北洋政府内务部颁布了《管理医士暂行规则》(简称《医士规则》),规定医生开业必须经警察厅考试及格,或在中医学校、中医传习所肄业三年以上领有毕业文凭者;医士诊病必须开设二联单备查。对此,上海中医学会与中华医药联合会召集了有170人参加的大会,提出审查医士资格应由医学会或由名医主试,而不是由警察厅考试;上海通知全市医生拒领执照,定期召开全国中医大会,各地纷纷响应。会后派代表赴北京请愿,要求内务部取消《医士规则》。在一片反对声中,内务部被迫宣布暂缓实施《医士规则》。

1927年,南京市卫生局制定的医政法规中则具体规定:"中、西医、牙医等均须在市卫生局注册,领有行医证书,始准行医。"同时,规定各类医务人员执行业务中,必须遵守、履行各项规章制度。1928年,南京全市的中医人员约有200人,市府尚未进行登记或制定取缔办法。直至1932年7月,南京开始对国医进行审查和考试。同时在《管理中医暂行规定》中指出:凡经中央或省市政府中医考试甄别合格,得有证书者;曾经中央或省市政府发给行医执照者;在中医学校毕业,得有证书者，并经市政府组织之中医审查委员会审查合格，领取中医开业执照者，方可开业。从《管理中医暂行规定》的具体内容来看，它主要是明确规定了中医开业行医的资质条件。也就是说，只有符合了这个规定的资格来开业行医才是合法的。自1932年7月至1936年6月，南京共计举行过6届中医考试，经审查合格的中医累计共达449人。1933年，南京市卫生局根据修订了的《南京市政府管理医院规则》，要求凡在本市开设医院，概须按部颁管理医院规则办理，其已设立而不符合规定者，统须于1935年规定改良，以符定章。开业诊所必须先领有市政府发给的开业执照，方准开业。对无照或违章者，则予以取缔。对于招摇撞骗之庸医，则交警署法办。

在抗战期间，日伪督办的南京市政公署公布，本市中西医药人员登记之开业名单，中医合格者146人。1940年1月，南京特别市政府公告称："内政部医师条例公布之久，而南京市医师按章申请领证者，仍属寥寥……凡属中、西医师、药师、助产士、护士等，以前所领督办市政公署之开业执照，一律予以吊销。已领有部颁证书者，应自本年1月起，遵照市政府修正之中、西医师等暂行规则，申请本府卫生局核发开业执照，以资继续开业。"1945年7月，据《南京便览》所列名单，当时南京有开业中医90人。

抗战胜利后，国民政府重新接管，重新核发医药方面的开业执照。在1946年1至8月统计中，开业中医175人，开业中药商6家。

纵观民国时代，无论是国民党当局主政时期，还是汪伪政府时期，都制定和颁布了一些医药卫生管理方面的法规，这对于医药卫生事业的健康发展是有积极意义的。对行医者而言，无论中医还是西医，取得合法的行医资格，师出有名，堂堂正正开展医疗业务，也是天经地义的。对于政府卫生行政主管部门而言，制定相关的法律规则，也是有效调控的管理办法。以防鱼目混珠，巫术骗子混杂其中，则既有损于患者之权利，又有损于医疗之声誉。因此，必要的管理规定，任何时代社会都是不可或缺的，这也是社会管理在医药方面的具体落实，是标准化、规范化的行政举措，其积极价值是应当充分肯定的。这才是真正理性的判定和认知。

抗争"废止旧医以扫除医事卫生之障碍案"

1929年2月23日，国民政府召开第一届中央卫生委员会会议，通过了余岩（云岫）、汪企张等人提出的"废止旧医以扫除医事卫生之障碍案"，另拟"请明令废止旧医学校案"呈教育部。该法案规定了六项废止中医的具体办法：

一、施行旧医登记，给予执照方能营业，登记限期为一年。

二、限五年为期训练旧医，训练终结后给予证书。无此项证书者停止营业。

三、自1929年为止，旧医满50岁以上、在国内营业20

年以上者,得免受补充教育,给特种营业执照,但不准诊治法定传染病及发给死亡诊断书等。此项特种营业执照有效期为15年,期满即不能使用。

四、禁止登报介绍旧医。

五、检查新闻杂志,禁止非科学医学宣传。

六、禁止成立旧医学校。

这就是历史上臭名昭著的"废止中医案",提案人余云岫是废止中医派的代表人物。他对中医的处置方法是"废医存药",理由是:① 中医理论皆属荒唐怪诞;② 中医脉法出于纬候之学,自欺欺人;③ 中医无能预防疫疠;④ 中医病原学说阻遏科学化。

此提案被通过后,立即引起了全国中医药界的极大愤慨和强烈反对,人们义愤填膺,热血沸腾。中医界空前大团结、大觉醒,在全国掀起了一场声势浩大的反废止风潮。上海名中医张赞臣主办的《医界春秋》出版号外"中医药界奋斗号",揭露余云岫等人的阴谋;但3月2日余云岫主编的《社会医报》竟然刊出了还没有宣布实行的"废止中医案"。这无异于火上浇油,双方剑拔弩张,直面对峙。全国中医药团体、全国商会联合会、药商团体纷纷致电质问南京国民政府。

3月17日,全国17个省市242个团体281名代表云集上海,召开全国各地中医团体代表大会。南京中医界的代表随翰英、郭受天和中药界代表程调之、周晋生、李滨如等参加了会议。随翰英先生还被公推为联合会副会长。

会场上悬挂着"提倡中医以防文化侵略"、"提倡中药以防经济侵略"等巨幅标语,高呼口号"反对废除中医"、"中国医药万岁"。大会成立了"全国医药团体总联合会",确定3月17日为"国医节",并推派谢利恒、随翰英、蒋文芳、陈存仁、张梅庵为代表,张赞臣为随行秘书,组成赴京请愿团,向国民政府请愿,要求政府立即取消议案。上海中医药界全力支持大会,罢工半天并提供全部交通工具。同时,全国总商会、中华国货维持会、医药新闻报馆以及南洋华侨代表等电请保存国医。社会公众舆论也支持中医界,提出了"取缔中医药就是致病民于死命"、"反对卫生部取缔中医的决议案"等声援口号。

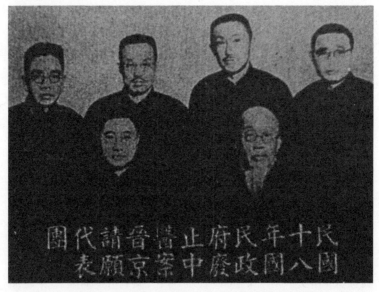

民国十八年(1929)政府废止中医案晋京请愿代表团
前排左起:陈存仁、谢利恒;后排左起:张梅庵、张赞臣、蒋文芳、岑志良

国民政府没料到会掀起如此轩然大波，当时正值召开国民党第三次代表大会，叶楚伧、李石曾、薛笃弼等要人亲自接见了请愿代表并表示慰问。南京名医张简斋、杨伯雅、冯端生、朱子彝、叶橘泉等人带领中医药学界的200多人会同全国各地的代表进行了游行抗议。最后，由南京张简斋、张栋梁、程调之，上海费安甫等10名代表分别与行政院秘书长曾仲鸣、立法委员焦易堂进行了据理力争的交涉，这迫使卫生部不得不公开表示对中医并无歧视，并面允代表：该提案虽获通过，但暂不执行；改称中医为国医；同意成立"中医学社"云云——这等于国民政府被迫撤销了这个提案。

遥想当年的抗争运动，一如"五四"运动再现南京、上海，可见废中医是何等地违背民心。

但是，政府想的和老百姓并不一样，废止中医一直在以变相的手法进行着。1929年12月，教育、卫生两部通令中医禁止参用西药及器械；中医学校降格为中医传习所或中医学社，不准用学校的名称；中医医院改为医室等，目的仍是逐渐消灭中医。为此，中医界进行了第二次请愿。此次请愿受到蒋介石的支持："至国府，蒋主席特派亲信秘书朱文中君延见。代表等屡述请愿意旨后，朱君即谓主席对于此来请愿，极为注意，良以中国医药具有悠久之历史，著有优良之治效，政府自当依据民众之信仰与需要，促其发扬光大。据呈各节，主席极肯负责令知主管机关，予以维护云云。"请愿团获得了国民政府文官处有关"撤销一切禁锢中医法令"的公函。

"全国医药团体总联合会"者，尤为南京政府所忌恨。该会人力、物力、财力雄厚，动辄通电全国，号召力很强，是中医界与南京政府斗争的强有力组织。1931年1月，国民党中央执行委员会以该会不符合法律强令解散。这再次激起中医药界的愤怒。2月1日，中医界在上海召开临时代表大会，有17个省市及南洋、菲律宾等223个团体的457位代表参加。这时的中医界已清醒地认识到行政地位的重要性，于是明确提出中西医平等待遇，中医参加卫生行政，中医药改称国医国药，编纂中医药字典及教科书等，并再次派代表进京请愿。这次请愿的规模和声势较前一次更大，直至蒋介石出面解决问题。

南京国医传习所，开启中医教育之门

1930年3月，全国中医药团体联合会提议仿照国术馆，来筹建中央国医馆，并在各省及海外设立分馆、支馆。它负责制订中医学术标准大纲，统一病名，编审教材，设有学术整理委员会和编审委员会等等。这个提议得到了国民党中央委员谭延闿等人的支持。5月，国民党中央政治会议通过。10月19日，由焦易堂出面，召集中医药界的施今墨、郭受天等17人为发起人，会议议定了成立中央国医馆的有关事宜。21日，召开了中央国医馆第一次筹委会，有陈立夫、焦易堂、彭养光、施今墨、郭受天等9人参加，会议确定对全国各地的中医药界的状况做一次调查，并指定郭受天为南京调查员。1931年1月17日，中央国医馆在南京长生祠1号正式成立。

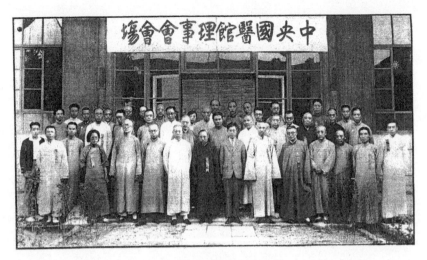

中央国医馆理事会代表合影

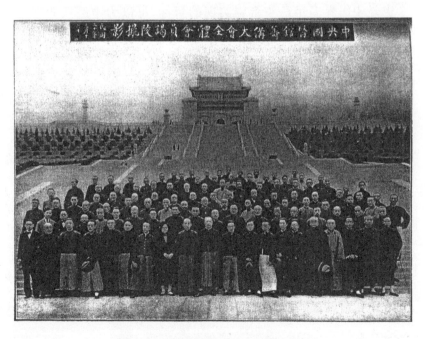

中央国医馆筹备大会全体会员谒中山陵

1934 年 11 月 14 日,南京国医传习所举行了开学典礼。这是民国时代在南京正式成立的中医学校。作为民间开办的中医学校,它起到了培养中医后继人才、促使中医学术薪火相传的作用。

中医立法的雏形:《国医条例》

1933 年 6 月,国民党中央召开政治会议,中央委员石瑛等 29 人提议仿 1930 年制定的《西医条例》,拟定《国医条例》(草案)。

这是中国历史上首次具有现代法规意义的中医条例,也是中医界多年奋斗希望实现的目标,可以为中医从业者争取到与西医平等的地位。但是,这也是废止中医者最不愿意看到的事情,因此遭到剧烈的反弹。行政院长汪精卫不但反对该提案,而且提出废除中医中药。他说"中医言阴阳五行,不懂解剖,在科学上实无根据;至国药全无分析,治病效能渺茫",主张"凡属中医应一律不许开业,全国中药店也应限令歇业。以现在提倡国医,等于用刀剑去挡坦克车"。此番谬论引起了中医药界的强烈抗议,《医界春秋》严辞批驳,斥责汪氏"亡国未足,必灭种而后快"。汪精卫不思悔改,反而在《国医条例》交立法院审查时,写信给立法院院长孙科,大谈"若授国医以行政权力,恐非中国之福",嘱孙阻止其通过,这就致使《国医条例》审查工作被迫拖了两年之久。

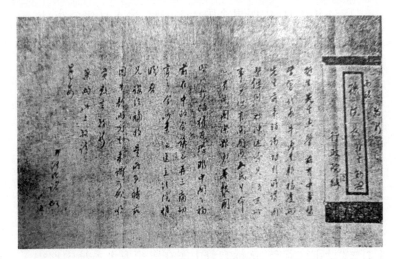

汪精卫致孙科的信

信函内容：

哲生先生惠鉴：兹有中华医学会代表牛惠生、颜福庆两先生前来访谒。对于所谓《国医条例》欲陈述意见。弟意此事不但有关国内人民生命，亦有关国际体面。若授国医以行政权力，恐非中国之福。前在中政会议已再三痛切言之，今此案已送立法院。惟盼吾兄设法补救，是所至祷。兹因牛、颜两先生来谒之便，顺贡数言，敬祈察酌。此上，敬请

署安。

弟　汪兆铭
顿首
八·五

从汪精卫致孙科的信函中，可以看出他对中医的极端偏见，对《国医条例》颁布的阻挠，对中医打压、消灭之心昭然若揭，同时也反映了中医在民国时代的艰难困境，而中医界的抗争就有了实在的理由。

1934年1月，中医界全国代表请愿，要求尽快公布《国医条例》，行政院沉默以对，而汪精卫则在全国医师公会第三次代表大会上变本加厉，发表了反中医的长篇演说，认为中西医并存会使医学"陷入非科学的歧途"。中医界对此表示强烈抗议，并再次要求尽快公布《国医条例》。

在1935年11月召开的国民党第五次代表大会上，以冯玉祥为首的国内外82名代表再次提出：政府应对中西医一视同仁，尽快公布《国医条例》；国家医药卫生机关增设中医；允许设立中医学校。几经磨难的《国医条例》终于在1936年1月22日正式颁布，这标志着中医在医药卫生系统中取得了合法地位。

然而，《国医条例》在具体实施过程中，却遭受到各种限制和阻挠，如"中医条例所称的中医学校，指经教育部备案或各地教育主管机关立案者"，而教育部并未把中医学校列入学系，这就等于实际架空了《国医条例》，使其在中医教育上的所有条文成为一纸空文。

金陵中医大显身手

民国初年，南京中医界筹备成立了南京医学会，当时登记入会的会员就有200人之众。同年，南京医学会创设了四城医院，即东城医院、西城医院、南城医院和北城（利济）医院。四城医院的医务主要由会员承担。从主办的四个医院分布在南京城区的四个方向，四个不同地点来看，其实就蕴含着济世活人、方便病患的意义。而且会员义不容辞、责无旁贷地承担起主诊的重任,更是无言地表明了当时的中医人自觉主动的担当。责任感、使命感、事业心都倾注在具体的服务民众的实际行动中了。当时著名的医家就有所谓的"三卿一石",即朱子卿、武俊卿、随仲卿和王筱石,世人称之为四大名医。因为当时西医院都为外国人所设,国人开设的西医院刚刚兴起,所以居民有病仍是大都求助于中医,中医从业者之多为历史罕见。1922年南京中医从业人员就已发展到503人,其中有招贴者397人,无招贴者106人。到1927年,国民政府定都南京时,本市有中医200余人。到1931年6月本市有中医244人,中药店75家。到1933年6月,南京有中医345人,中药铺115家。到1936年6月,南京有中医287人,中药店114家。在20至30年代,南京中医名家涌现,高手辈出。最为知名的中医有张简斋、陈逊斋、张栋梁、随翰英、杨伯雅、郭受天、朱少卿、谌自庆、徐近仁、赵子新、孙少培、梁筱亭、高锦堂、丁辅庭、冯端生等,这些都是老百姓公认的出类拔萃的中医名家。在日伪时期的1939年南京市政府调查,当时在南京的中医有196人,登记的中医有164人,审查合格的有137人。其中知名的中医有徐又椿、王问儒、王绍笙等。抗战胜利后,到1947年2月有南京市政府登记核照的中医219人。民国时代,所有这些活跃在南京的中医,都为普通民众的保健做出了自己应有的贡献,坚定了广大民众对中医的信仰。

新中国 62 年，金陵中医昂首进发

新中国成立以来，南京中医药事业发展至今已走过了62年的光辉历程。62年来南京的中医药事业呈现了全面发展、不断进步的良好态势。择其要者，中医药事业的主要成就集中体现在三个方面：一是中医教育在培养中医人才方面成绩斐然；二是中医科学研究成果丰硕；三是中医临床成就巨大。这都显示了南京中医药事业整体推进、全面提升的风采。

现代高等中医教育的摇篮

1954年10月15日，江苏省编制委员会下达函复，同意江苏省卫生厅所上报的关于筹建江苏省中医进修学校19人编制方案。1955年3月13日，江苏省中医进修学校举行了首届进修学员的开学典礼暨学校成立大会。这所学校位于南京夫子庙附近的邀贵井14号。这是一所首先端正了中医办学方向的中医学校。当时党中央已经纠正了贺诚、王斌在中医工作指导方针上的错误。在这样的历史背景下，实际负责领导这所学校的由昆先生才有决心确立正确的办学方针。他曾经做出决断，停开西医课程，让学员首先学完中医课程，这个举动非同寻常，强调了"先入为主"的原则思想。由此开始认真谱写了新中国中医教育史上许多引人瞩目的"第一"。在这里，制订了第一套中医教学大纲，编写了第一套中医教育的系列教材；这也是第一所培训中医师资的中医学校，从这里走出的中医人才既是卓越的中医临床家，又是杰出的中医教育家。如南京中医药大学的丁光迪、许履和、许济群、曹种苓、施仲安、张谷才、杨长森、肖少卿、陈亦人、周仲瑛、孟澍江、孟景春等，还有北京中医药大学的董建华、王绵之、王玉川、印会河、颜正华、程莘农等38人，河北中医学院的夏应堂等18人，安徽中医学院的王乐陶，江西中医学院的魏稼，湖南中医药大学的陈大舜……这些中医界的精英人物，都是从这里走向全国的，从而，使之成为名副其实的新中国中医教育模式的确立地和推广地。中医的星星之火，呈现燎原之势。这所学校被海内外中医学界誉为"新中国高等中医教育的摇篮"＊，这是实至名归的。

这里还是第一所接受外国留学进修生的中医学校，时有苏联克里姆林宫保健医生西茨科娃，朝鲜留学进修生金孝善、金声屹、金光一，还有蒙古国留学生三人和缅甸侨胞一人。开创新中国留学生的中医教育是非常有意义的，这对于中医药走向世界产生了极为深远的积极影响。从1954年至今，该校已经走过了58年［至2012年——编者注］的光辉历程，在这长期的办学岁月中，培养了成千上万的中医人才，他们在各条路线上奉献着自己的聪明才智，为祖国发展、人民幸福做出了自己应有的贡献。从这里走出了被坦桑尼亚人民誉为"中国的白求恩"的张宗震，还走出了三位中国工程院院士董建华、程莘农、吴以岭，还有在这里生活、学习、工作过的十位国医大师，

＊ 参见本篇之后所附《南京中医药大学历史上的七个第一》。

如周仲瑛、徐景藩、朱良春、王绵之、颜正华、张学文、班秀文等。还有在其他领域取得卓越成就的精英人物，如中央电视台主播郎永淳，企业家也是慈善家的陈光标，先声药业总裁任晋生，扬子江药业的董事长兼总经理徐镜人。在国际上也培养了一些富有广泛社会影响力的杰出人士，如苏里南共和国总统兼总理陈雅仙，被称誉为"欧洲中医之父"的马万里等。

理论与文献研究成就辉煌

在科学研究方面，取得的最杰出的成果主要体现在对古典医籍的研究上。通过深入系统地研究，力图按照中医学术体系的要求进行科学的整合，编著了《中医学概论》和《中药学概论》。尤其是前者作为构建现代中医教学体系框架的最初母本。它出版发行之后，就引起了学术界的极大关注。当时《健康报》评论说："《中医学概论》从理论到实际概括了中医学术的全貌，贯彻了中医整体思想，在指导临床实际上突出地显示出理论的指导作用。克服了古今各家的偏见，把读者引导到学习中医的正确方向。"除此之外，还编著了配有设计绘制整套新颖准确经穴图表的《针灸学》。20 世纪 70 年代，学院组织编写了富有相当国际影响的《中药大辞典》。80 至 90 年代，南京中医学院主编了富有广泛学术影响的《中华本草》和《中医方剂大辞典》。《中华本草》由宋立人主编、吴贻谷主审，被誉为新时代的《本草纲目》。时任全国人大常委会委员长的李鹏就为此题词:"本草大成,利泽千秋,造福人类。"由彭怀仁主编的《中医方剂大辞典》历时12年,由7所科研院所近百名专家学者集体编著,全书2 032万字,收载了中医有史以来的96 592首方剂,填补了600多年来中医大型方书的历史空白。

造福金陵的科研成果

生活在南京地区的中医学家们在中医药科研方面还有一大批结合临床治疗的重大课题,如"通塞脉片治疗血栓闭塞性脉管炎"、"针刺治疗菌痢的临床研究"、"中医药治疗流行性出血热的临床与实验研究"、"清化瘀毒、调养肝脾法治疗乙型肝炎的研究"、"凉血通瘀法治疗出血性中风急性期的研究"、"雷公藤多甙制剂研究项目"、"分段齿形结扎疗法治疗环状痔及三四期内痔"、"槐耳冲剂治疗原发性肝癌"、"邹云翔中医肾系疾病诊疗和教学经验应用软件"、"慢性肾功能衰竭辨证论治临床规律和原理研究"、"脉络宁注射液治疗血栓性血管病的研究"、"针灸治疗单纯性肥胖症的机理研究"、"中医药治疗幽门螺杆菌相关性胃病的临床和实验研究"等等。金陵名医们创造出的上千件重大科研项目,都荣获了国家级、部省级科研成果奖。

承载百年沧桑的中医药学会

南京中医药学会传承百年历史,提倡科学、民主、求实、进取的学术风尚，承担着学术交流等项重要任务。学会组织重点学术课题或项目的探讨研究和科学考察，宣传中医药科普知识，提高广大群众中医药知识水平和增强自我保健意识，开展中医药继续教育项目，为基层单位培养中医药实用技术人才，以及开发与推广先进实用的中医药科学技术与成果等。目前学会有会员 420 人，团体会员 28 人，理事会人数 29 人，法定代表人是刘玉成。

金陵中医再创辉煌的新舞台

新中国成立后，在 50 年代南京新建了江苏省中医院、南京市中医院，进入 80 年代更成立了江苏省第二中医院，并把中山医院改建成南京市中西医结合医院。这些中医临床基地的建立，为广泛展开临床医疗服务创造了条件。一批学验俱丰、声誉卓著的专家如干祖望、江育仁、邱茂良、周仲瑛、徐景藩、傅宗翰、丁泽民等，不仅作为中医界有关学科的带头人，而且都是治病救人的临床高手。国内外的许多患者都不远千万里的慕名而来，许多疑难杂症在他们手里得到有效的治疗，为患者带来了康复的欢欣。江苏省中医院作为江苏中医最大的临床基地，承担了十分繁重的临床治疗任务。随着医院西扩工程的竣工，作为江苏中医临床治疗的"航空母舰"，它将发挥更加巨大的作用。在南京的其他中医医院，它们不断加强内涵建设，在专科、专病方面进行了深入的探索，在临床诊疗的丰富实践中，一大批新的中青年专家已苗壮成长起来。

古城南京,虎踞龙蟠;秦淮之水,千年流淌;桨声灯影,故纸药香。坐落在原江南贡院遗址上的南京市中医院,是最真实见证百年金陵中医历史、传承着百年金陵中医文脉的机构。秦淮岸边,清代嘉庆年间就建有"药王会",设有"痘神祠"(又名长生祠);宣统元年又设"医学会"。至民国,又设立"南京特别市中医公会"、"国医传习所"。1934年,现在的南京市中医院成为当时的(民国)"首都警察厅医务所"和(民国)"首都警察医院";1949年"南京公安医院"、1952年南京直属医院、1956年南京市中医院至今,为百年金陵中医史册留下了无数可歌可泣的事迹,继续着一个个妙手仁心的传奇。

几十年前的国医馆、传习所和国医院已不复存在,而它们培养出的一辈人,却成为南京市中医院最早的基石和核心。张仲梁、濮青宇、傅宗翰、曹光普、丁泽民、谢昌仁这些近代和现代赫赫有名的医生,为中医院植入了仁心仁术的灵魂,继续着中医药事业的绵长生命。

现在的南京市中医院是南京中医药大学第三附属医院,也是南京肛肠病医院、南京市红十字中医医院,是一所集医疗、预防、科研、教学、保健、康复为一体和设备先进、技术雄厚、专科齐全、管理有序的三级甲等综合性中医医院。

医院开放床位达到600余张,医院现有高级卫技人员

150 余人,全国名中医药专家师承指导老师 6 人,省级名医 11 人,省级名中西医结合专家 4 人,南京市名中医、名中西医结合专家 29 人。教授、副教授、讲师 160 余人,博士生、硕士生导师 20 余人。

临床科室设置齐全,重点科室技术特色显著,现有国家级重点专科及学科 2 个:全国肛肠医疗中心、脑科;国家级重点专病 1 个:妇科的更年期综合征;省级重点中医专科 6 个:肛肠科、骨伤科、针灸科、脑血管病科、妇科、肿瘤科;市级重点中医专科 7 个:老年科、养生康复中心、急诊科、消化科、肿瘤科、肾脏科、心脏科、内分泌科,医院并设有中医药研究所和结直肠病研究所。

医院已经成为国家药物临床试验机构、南京中医药大学国际中医药教育实习培训基地、南京中医药大学国际针灸培训中心临床基地,现为中华中医药学会肛肠分会、江苏省中医脑病专业委员会、江苏省中医儿科专业委员会、南京中医药学会、南京针灸学会的挂靠单位。

附：

南京中医药大学历史上的七个第一

徐建云

摘要：从历史档案资料出发，认真研究了我校的历史定位，以无可辩驳的史实，表明了南京中医药大学在新中国高等中医教育史上所创造的七个第一，从而论证了该校是新中国高等中医教育的摇篮。

关键词：校史；摇篮；七个第一；高等中医教育

在筹建南京中医药大学校史馆的过程中，我们直接调阅了学校的有关历史档案，在接触这些历史资料之际，脑海中逐步形成了一个越来越清晰的概念，那就是关于学校的历史定位的问题。在认真仔细地研究所能看到的历史资料之后，关于我校的历史定位问题就迎刃而解了。我校在新中国中医教育史上的七个第一，就能理直气壮地说明我校是新中国中医高等教育的摇篮。诚如在现实生活中要有力地表明一个重要的理论观点，必须具有充足的论据一样，这样才能以理服人。用事实说话，才是最有说服力的。

一、新中国中医教育史上创办最早的中医学校

1954 年 7 月 10～15 日，江苏省人民政府召开中医工作座谈会，1954 年 8 月 18 日，江苏省人民政府卫生厅上报关于筹建中医院 50 人、创建中医进修学校 19 人的编制方案，1954 年 10 月 15 日，江苏省编制委员会下达函复，同意卫生厅上报的编制方案，1954 年 10 月 30 日，江苏省人民政府任命针灸学家承淡安为江苏省中医进修学校校长，药物学家叶橘泉为副校长兼中医院院长，中医学家邹云翔为中医院副院长，1954 年 11 月 30 日，江苏省人民政府任命由昆为中医进修学校副校长，列叶橘泉前。1955 年 3 月 13 日，江苏省中医进修学校举行成立大会暨首届医科进修班开学典礼。为了更好地继承和发扬祖国医药遗产，1955 年在北京成立了中医研究院。1956 年，根据周恩来总理的指示，中医要办学校，开展中医教育，就要四面开花，于是创建了北京、上海、成都、广州四所中医学院。

二、新中国中医教育史上第一个有中国科学院学部委员执掌的中医学校

我校在建校之初，曾经有两位中国科学院的学部委员担任正副校长，这在全国中医院校中都是绝无仅有的。因为，在新中国最初的中国科学院中，一共只有三位中医方面的学部委员。他们都是中国科学院地学生物学部的学部委员，他

们分别是北京名医萧龙友、著名针灸学家承淡安、著名中医药学家叶橘泉。而承、叶正是我校建校之初的正、副校长，有两位中国科学院的学部委员来执掌我校，无疑是校史上最光辉灿烂的一页，是我校光荣与骄傲的往昔峥嵘岁月里最引人注目的篇章。当然，在创造辉煌历史的过程中，著名中医教育家由昆也是不能不提到的重要人物，正是他呕心沥血、勤勤恳恳的忘我工作和所进行的开拓性的劳动创造，使得我校早期赢得了许多国内中医教育史上的第一。让我们记住这些不朽的名字，用学校的第二次创业的更辉煌的优异成就来告慰这些中医先辈吧！

三、新中国中医教育史上最早开展中医成人教育的中医学校

我校最早的校名就叫江苏省中医进修学校，顾名思义，它在最初的历史岁月中所进行的其实正是成人进修教育，目的是提高所有来校进修的学员的中医业务水平，提高他们的中医学术素养和临床诊疗能力。因此，我们看到这样一个不争的事实：前来参加进修学习的学员都是在当地的开业医生，都是从事过实际的中医临床诊疗工作，具备基本的中医知识，大多数学员都读过中医书。所以，当时的学校主要举办中医、针灸方面的进修班。最值得关注的是，在本省境内还在许多县开展巡回面授，成人教育的特色非常明显，并且具有时代特征，真正是服务基层，送教上门。还开展巡回医

疗工作，为人民大众的保健服务，确实把中医的人民性彰显出来了。

四、新中国中医教育史上最早接受外国进修留学生的中医学校

我校是最早接受朝鲜、苏联、蒙古等国进修留学生的中医学校。在开创新中国中医对外教育方面创造了宝贵的经验。对扩大对外文化交流，提升中医的国际声誉产生了良好的影响。我们真切地感觉到先辈们的开拓进取的勇气与胆识。在对外文化交流这个新课题方面进行了勇敢的探索，为今天更好地搞好、搞活中医方面的留学生教育创造了新鲜经验，提供了许多值得借鉴的东西。最早是接受朝鲜的三位进修留学生，他们分别是朝鲜人民民主共和国平安道保健部部长金孝善、保健省药务局指导员金声屹、针灸大夫金光一。他们有我国卫生部介绍来我校学习。为了使他们更好地掌握中医，学校当时制定了教学计划，科学安排学习课程，针对他们是短期培训（1957 年 4 月中旬—1957 年 7 月下旬），就集中教授了针灸、内经知要、中医学概论等中医核心内容，并且在他们学习结束时，还认真地做了学习鉴定。真是既满腔热忱，又严格要求，还是自始至终的全程管理。因此，学习时间虽短，实际的收获倒是不小。金部长在学习结束时还写了一篇《中医学的发展展望》的论文。1957 年 12 月，卫生部又介绍蒙古医生策仁其米德、阿都·巴达钦、阿·那姆吉尔来我

校学习针灸。与此同时,卫生部还介绍苏联克里姆林宫外科医生西茨可娃来我校学习针灸。本校还特地制定了《苏联专家来校考察针灸疗法的具体计划(草案)》。他们分别于1958年5月18日和1958年4月2日学习结束回国。

五、新中国中医教育史上最早编著中医系列教材的中医学校

众所周知,古代原本的中医教育,完全是以古典医著为教材,以研读原著为主要的学习方式。所以,古代中医的传承必须有很好的古文修养,古文就是学习中医的基本工具。诚如古语云"文理通则医理通"。而时代已经发展了,一方面作为承载中医学术精华的古典医著是依然故我,真是"以不变应万变";另一方面,学习中医的人确实已经变了,中医也要与时俱进,要以新的面貌呈现在世人面前,这就是"以不变应万变"。因此,用"五四"以来的白话文来阐述译释古医籍的精华就成为当务之急。整理编著新的中医教科书就是一项创造性的工作,具有开拓性的意义与价值。作为当时全国率先开创中医教育的"领头羊"的我校师生,当仁不让地承担了这一历史使命。在短短的几年中,师生戮力同心,编著出版了《中医学概论》、《黄帝内经素问语译》、《内经辑要》、《伤寒释义》、《金匮释义》、《温病学新编》、《中医诊断学》、《中药学概论》、《中药学》、《简明中医外科学》、《简明中医妇科学》、《针灸学》、《简明针灸学》、《针灸入门》、《内经教学参考资

料》、《伤寒教学参考资料》、《温病教学参考资料》、《中医护病学》、《针灸学讲义》、《简明中医内科学》、《内经概要》、《温病学讲义》、《江苏中药名实考》、《中药手册》等等。

六、新中国中医教育史上最早培养与输送中医师资的中医学校

作为新中国创办最早的中医进修学校,我校为当时全国的先后成立的中医院校输送和培训了新中国的第一批的中医师资。从而名副其实地成为中医教育的真正摇篮。早在1957年7月,由卫生部中医司司长吕炳奎就来到时名为江苏省中医学校抽调了温病、方剂、金匮、中药、诊断、针灸、内经七个教研组的正副组长董建华、王绵之、印会河、颜正华、汪幼人、程莘农、王玉川、杨甲三8人去北京中医学院任教;同时又分配医科师资班的学员刘弼臣、王子瑜等7人前往北京中医学院任教。1958年7月,卫生部致函江苏省卫生厅,又从本校选拔24名适合教学工作的学员到北京中医学院工作。先后两次就抽调了39名同志。1957年7月,本校分配医科师资班学员王少华、夏锦堂等18人到河北保定中医学校工作。1957年11月,本校受卫生部委托,举办的第一期教学研究班,共有49名学员,他们分别来自黑龙江、山西、四川、河南、安徽、湖南、浙江、天津8省市,卫生部中医司司长吕炳奎从北京赶来参加了开学典礼。1958年5月27日,本校又受卫生部委托举办第二期教学研究班,共接受学员76

名,他们来自云南、贵州、广东、广西、湖南、湖北、四川、福建、江西、浙江、山东、安徽、上海等 13 个省市,卫生部部长助理郭子化特地从北京赶来参加开学典礼。

七、新中国中医教育史上最早培养中医院士的中医学校

从我校输送到全国中医院校的师资,大都成为中医教育的名流,中医临床的泰斗。最为杰出的英才校友是董建华、程莘农,他们是新中国中医教育培养出来的,他们因为在学术上所取得的令人瞩目的成就而荣幸地当选中国工程院院士。这不仅是他们个人的光荣,也是母校的骄傲。因此,在学校 40 周年校庆时,我就在一首诗中写道:"京城杏林数翘楚,本是金陵师放飞"。

综上所述,并由此可证,我校是新中国高等中医教育的摇篮。这个称号是恰当的,因为它完全符合历史事实,因此是名副其实,名至实归的。以上这些最早(第一),说明了摇篮是怎么创建的,又是怎样摇的,并且说明摇篮里摇出了什么。所有这些,无疑是我校的光荣和骄傲!也是永远铭刻在新中国中医教育史上的最精彩的篇章。回顾历史,看看如今,再展望未来,真使人感慨万千,又激情满怀,热血沸腾。光荣属于创造辉煌事业的先辈,今天我们内心的声音与誓愿则是"前不负先人,后无愧来者",作为承前启后、继往开来的一代,我们应当承担起自己应有的使命与责任,把再创辉煌的业绩传给后人。

民国时期首都国医院创设未竟之原由探析

徐建云

摘要：从民国时期的历史档案入手，初步勾画了当时民国要人和中医界名流创设首都国医院的经过，并着重从经济、政治、时机三方面剖析了创设未竟的主要原由：① 建设所需的巨额经费无法及时筹措到位；② 民国政府持观望冷漠态度，没有积极地予以全力支持；③ 正遇抗战非常时期，客观上缺乏顺利建设之和平氛围。

关键词：首都国医院；未竟原由；医学史

一、关于创设首都国医院的由来

在邓铁涛、程之范主编的《中国医学通史·近代卷》中，对民国时期创设首都国医院这件事情是这样记述的："为了训练治疗方面的人才，国医馆还附设有特别训练班，并积极筹设首都国医院。1936 年 7 月中央国医馆附设国医特别训练班，在南京毕业。同年 11 月，国医馆举办的第一期国医特别研究班也学成毕业。"

"首都国医院是 1935 年 12 月 7 日由于右任、陈立夫、何键、焦易堂等发起的。发起时即由何键认捐创办费 2 万元，柏文蔚、何成浚等亦各认捐款，共累至 6 万元。1936 年首都国医院的开设已获政府批准，当时除在南京大光路购地 50 亩，并请专家设计图纸外，还呼吁政府补助 10 万元。1937 年上半年，焦氏偕同张锡君到沪上，募到捐款 30 万元，其中得现款 10 万元，余 20 万元则各界募捐者答应在当年中秋节前交清。不意 8 月 13 日日寇进攻上海，这 20 万元未能如数收到。已筹到的 10 万元中的一部分后用于在重庆创办的专事中药西制的中国制药厂。战后国医馆委张简斋为首都国医院的筹备主任，继续筹建。但由于各种原因，首都国医院终于胎死腹中，诚为憾事。"

二、对民国时期创设首都国医院的有关档案资料的解读

为了对首都国医院的创设有个比较清晰的了解，笔者查阅了有关记载此事的民国档案，初步搞清了首都国医院创设的经过，尤其是募捐经费的艰难。同时，对首都国医院创设未竟之由也有了更深的认识。

首先是中央国医馆馆长焦易堂先生致中纺公司董事会的公函：

"南京为首都所在地，人口剧增。对于卫生设施，只有西医院，而中医院尚缺。现在本馆理事会应京中各方面之要求，以为中医乃国粹所寄托，民众所需要，亟应创设中医院，以弘救

济。业经勘定五福街基地,正拟兴工建筑。其经费预定国币壹百亿元。刻已由本馆筹得七八亿元,所差尚巨。闻贵会为谋社会福利,有捐助兴办慈善事业之义举,仁心济世,钦佩无既。拟请贵会拨助国币伍拾亿元,以襄盛举,至所感祷。"

该函原件现存于中国第二历史档案馆。在这份公函中,他主要表达了三层意思:一是阐明创建首都国医院的必要性。从首都人口剧增,因而必须满足民众医疗卫生之实际需要(其中包括民众的诊疗习惯和从医就诊的一般心理),到达成弘扬国粹之客观要求,当务之急是创设首都国医院。就当时的南京来说,西医院的确是颇具规模,最为著名的是鼓楼医院(原是美国教会所创办)、陆军医院等,可是作为国民政府首都的南京,连一所专门性的中医院都没有,这实在是一种缺憾。既然如此,那么创设国医院就是情理中事了。为了与南京的首都地位相匹配,国医院的创设就提上了议事日程,准备付诸实施。二是选址已定,具体建设地块已经落实。三是请求赞助,以襄盛举。创设首都国医院,现今是万事俱备,只缺资金。而要从事实际的建筑,则需巨额的资金。所以言已至此,就合情合理、顺理成章地提出了赞助请求。听说中纺公司董事会常有仁心济世之举,故恳请大力相助,能慷慨解囊,拨划巨资以竟此业。综观此函,写得层次分明,有条不紊,而且诚恳实在,情真意切。更有意思的是,原来写的是请求中纺公司董事会拨划资金肆拾亿元,后改为伍拾亿元。从中可见,一则中央国医馆作为半官方半民间性质的机构,它确实处于十分尴尬的境地:要权是无权,要钱也没钱。

两手空空又怎能建设首都国医院，因此向中纺公司董事会请求捐助，也是真想靠其鼎力相助，希望他们能够不遗余力、全力以赴，以玉成此事。故要求其捐助的资金是首都国医院整个建设资金的一半；二来也是确实相信中纺公司有这样雄厚富足的经济实力，所以想肆拾亿元是捐助，伍拾亿元也是捐助，作为一个兴旺鼎盛的生产企业是不大会计较区区拾亿元的。故就想请中纺公司多赞助些，这样就能够使建设资金及时到位。资金筹集够了，才能正式开工建设。由此可见，焦馆长此时的心情大抵是极为迫切的。

下面是民国要人致蒋介石的函："志兄主席勋鉴：频隔清辉时殷，纫想比维，政绩日隆，履候康豫，望风遐企，佩悰交深。兹有及者，同人等此次创设首都国医院，业于中央国医馆成立筹备处，并在本京大光路购地50余亩，从事建筑，一切费用，需款浩繁。近虽蒙各省市府暨各地医药界同仁慨然资助，尚苦七级浮屠合尖无日，务恳端詧照，敝处前寄捐册，广为劝募。如有成数，即请早日惠寄中央国医馆首都国医院筹备处查收。异日广厦宏开，名医群集，全市民众，康乐同跻，莫非执事之赐也。"

以上是孙科、冯玉祥、陈立夫等民国要人联名致函蒋介石的函件文书，原件现存于中国第二历史档案馆。因蒋介石氏学名志清，故称志兄。函件的开头部分完全是官样文章、常用的客套话，无非是为蒋氏歌功颂德云云。下面接着就提及了实质内容，主要是向蒋氏报告创设首都国医院之动议，并正在开始付诸实施，具体行动就是业已成立了首都国医院筹备处，并在大光路征地 50 余亩。然而要真正"从事建筑"，那么，一切费用"需款浩繁"也。这是他们致函蒋介石的初衷。最后笔到意达，顺势提出募捐请求，并认为只要做成此事，就将成为一件功在人心，利在民众的好事。笔者认为，民国要人致函蒋氏，请求捐款，这本身确实是意味深长的，募捐都募到民国政府主席身上去了，这恐怕亦非他们的本意，实际上也是一种形式。他们的真正动机，其实是想通过向蒋氏募捐之举，以吸引社会企业、商会和富豪能够为首都国医院捐助，更重要的是能够达到要求蒋氏进行相当数额的财政拨款以满足首都国医院建设所需的巨额经费。因此，这份函件表明，那些民国要人用心良苦，考虑问题十分周到，做事老辣。

当时中央国医馆的秘书主任周柳亭在中华民国二十六年 5 月 6 日下午 2 时的拟稿中，将民国要人致蒋介石的函送达各省府主席，并把以下的核心内容抄编为函件的摘由："首都国医院，从事建筑，需款浩繁，务请誉照，前寄捐册，广为劝募，共襄盛举，并盼示复。"

从周柳亭拟稿的时间来看，是在 1937 年 5 月 6 日。这是全民抗战的前夜了。从 1935 年 12 月 7 日发起创设首都国医院，到 1937 年 5 月 6 日还在募捐，一年半的时间都在进行筹建的准备工作。整个事情的进程也似乎太慢了，工作的效率十分低下。从另一侧面来说，筹建工作进展很不顺利，说明事情之麻烦、复杂，工作难度之大是可想而知的。

三、首都国医院创设未竟之原由探析

1. 受困、受制于经费。我们认为经济因素是首都国医院创设未竟的决定性因素。民国时期的首都国医院从筹备创建到终究创设未竟，它一直停留在建筑设计图上，真可谓是"纸上谈兵"。之所以长期陷入如此踌躇不前、徘徊彷徨的尴尬境地，关键那时无法募集到足够的资金。建设款项缺口很大，有些募捐也未能及时到位，筹措不到足够的经费，又怎能购买必要的建材？于是即使有了建筑基地，就是迟迟不能开工，实在难以将蓝图付诸实施，以致拖延了二、三年，首都国医院终究仍是"画饼"。对此，热心中医的民国要人也好，中央国医馆的负责者也好，中医界的名流也好，对首都国医院成为难圆之梦只能徒然浩叹，无可奈何。

2. 以蒋介石为主席的国民政府持冷漠观望的态度，没有予以积极支持。当时的南京作为中华民国的首都，竟然在历时二、三载的岁月之后还建不成一所中医院，这的确令人心寒，尤其是中医界的志士仁人倍感失望、悲愤和无奈。当民国要员致函蒋介石，向他提出募捐时，非常遗憾的是，蒋氏对此却置之不理，无动于衷，把函件束之高阁。蒋氏以极为冷漠的态度来对待民国要人们的一片热忱，这不啻给他们当头浇了一盆冷水。从中亦可想见国民党行政当局对待中医是十分冷淡的，并到了冷漠的程度。政治上不关心、不爱护；经济上，根本没有予以全力支持，尤其没有给予足够的财政支助。政府不作为，民间就难作为了。

3. 创设首都国医院的时机不合适。当时"七·七卢沟桥事变"和上海"八·一三事变"相继爆发，京沪震惊，抗日军兴。抗战业已成为挽救民族危亡的压倒一切的当务之急。加之南京不久也失守，落入敌伪的控制中，成了沦陷区了，在举国一致抗战的氛围中又怎能奢谈建设。在抗战胜利之后，国民党又忙于所谓的"剿共"，企图通过军事武力手段来解决国家的统一问题。由于国民党的不得人心，加上共产党实行了正确的路线、方针、政策，从而赢得了人民的衷心拥护。所以，国民党的"剿共"结果完全事与愿违，"剿共"、"剿共"，共产党是越剿越多，越剿越强，最后以蒋家王朝的覆灭而告终。因此，尽管在抗战胜利后有创设首都国医院的旧话重提，然而在全国内战的环境下，此事根本上不了国民党行政当局的心；再说，在抗战之前，好歹有些民国要人在呼吁，在奔走，有中央国医馆的焦易堂馆长在主事；在抗战胜利之后，只叫一位名中医张简斋来负责，他在中医诊疗的专业方面是内行，但是要他来主持首都国医院的筹建，其实真是勉为其难，要不辱使命是难以想象的。这样就导致了首都国医院终成泡影。一个复兴中医的谋划，建设一座首都国医院，就是这样的一件好事，在民国时期竟是那么麻烦，那么艰难，那么难以做实。首都国医院终究成了中医界人士心目中的"镜中花，水中月"了。

参考文献

邓铁涛，程之范. 中国医学通史·近代卷[M]. 北京：人民卫生出版社，2000.

中医救护医院及中央国医馆和赈济委员会的合作

徐建云

摘要：从所掌握的档案资料入手，叙述了中医救护医院和中医救护大队的建立，并着重阐述了中医救护医院和中医救护大队及其主管部门中央国医馆与赈济委员会的合作关系。而中医救护医院、中央国医馆和赈济委员会的精诚团结、卓有成效的合作，为中医救护医院展开积极有效的救护工作创造了一定条件。

关键词：中医救护医院；赈济委员会；中央国医馆；医学史

一、中医救护医院的建立

在抗日战争时期，全国军民为救亡图存的民族精神所感召与激荡。抗日军兴，挽救民族危亡业已成为当时社会各界最具挑战、最严峻的当务之急。正是在这样的社会历史背景下，全国民众组织起各种抗日救国的团体，积极支持和配合抗战大局。充分显示了全民众志成城，一致对外，共赴国难的高昂而不屈的民族精神与气概，也反映出全民抗战，同心同德，群策群力，戮力御敌的壮志豪情。在这种轰轰烈烈的全民抗战的氛围中，中医界同仁也毫不例外，自发组织了中医救护医院和中医救护大队，以"位卑未敢忘忧国"的姿态，自觉自愿地投身到抗战这场伟大的民族解放战争中去。这也有力地表明了中医界同仁与祖国民族同呼吸、共命运的赤子情怀。

在抗日战争时期，为适应及时有效地救护因战争而致的伤病员的现实需要的形势，中医界也责无旁贷、义不容辞地承担起医疗救护的职责，具体组织了中医救护医院和中医救护大队。因此，中医救护医院可以说是在抗日战争爆发后才应运而生的。从我们目前掌握的当时的档案资料得知，首先是成立了中医救护医院董事会。这个医疗组织机构的董事会，主要是由国民党方面的党政要员、社会名流和医学专家等组成。下面就是中医救护医院董事会董事衔名（即 34 人名单）：于右任、陈立夫，焦易堂、李宗仁、丁惟汾、居正、孙科、陈果夫、张继、马超俊、冯玉祥、朱庆澜、刘百闵、李宗黄、梁寒操、张群、谷正伦、吴开先、洪兰友、李德全、江定、洪陆东、陈郁、陈焯、王用宾、彭养光、覃振、王漱芳、冯炳南、张简斋，饶凤璜、黎剑虹、薛正清、张钟毓。从这张名单来看，几方面人士是一目了然的。如于右任、陈立夫、李宗仁、居正、孙科、陈果夫、冯玉祥等无疑是国民党的党政要员;而焦易堂是身兼中央国医馆的馆长,陈郁为中央国医馆的副馆长;而张简斋等人则是中医专家。在当时的国统区所建立的中医救护医院,主要集中在仍由我国军队控制的省区,即尚未沦陷的一些省区。中医救护医院,从行政隶属关系与业务领导关系来说,应该由当时的中央国医馆主管。因此,我们发现,赈济委员会也确实是和中医救护医院及其主管部门中央国医馆进行有关合作的。除有中医救护医院之外,为适应战争的实际需要,当时还组建了中医救护大队,可以随时开动,奔赴战场,以积极及时地救护我方在战争中受伤的人员。著名的爱国民主人士章乃器先生就曾参与筹建中医救护大队,并邀请张简斋担任中医救护大队的大队长,这种赤诚的爱国举动,理应永远值得我们后人由衷地敬仰和缅怀。

二、赈济委员会和中医救护医院的合作

赈济委员会,是在 1938 年 4 月 27 日成立的,它直接隶属于国民党中央政府行政院,它的前身是赈务委员会。作为政府的民政机构,它具体办理全国赈灾、济贫和监督慈善机关事项。赈济委员会下辖有赈抚工作总队、运送配置难民总站等机构。而作为赈济委员会委员长的朱庆澜,不仅担任过一些行政区的主官,而且在 1936 年后就任赈务委员会的委员长,开始从事民政工作。在九一八事变后,曾任在北平成立的辽吉黑热民众抗日后援会会长。在中医救护医院与赈济

委员会的合作中,朱庆澜发挥了重要作用。

赈济委员会,作为在抗战非常时期所成立的一个民政机构,它必须安置和救济因战争爆发而造成的大量难民,以及遭遇自然灾害而无奈背井离乡、流离失所、无家可归的流浪难民。因此,安置与救济的任务非常繁重,再加之一切要服从战争的需要,从全民抗战的大局出发来考虑和安排极为有限的经费使用。尽管如此,赈济委员会和中医救护医院的合作还是卓有成效的。关键是无论赈济委员会还是中医救护医院,大家目标一致,一切为着全民抗战,一切为着民族生存。根据我们所掌握的有关档案资料来看,赈济委员会曾拨款资助和支持中医救护医院的。

在赈务委员会公函,字第 865 号的记载显示:"案准。贵会二十七年(1938 年)二月六日渝字第二号函,嘱自二十七年二月份起,每月拨助中医救护医院经费五千元。另一次拨助该院制药费五千元等由,事关救济,自应照办,相应函复,即希查照。

转知备据,具领为荷。此致中医救护医院董事会。"

在这份由赈务委员会委员长朱庆澜致中医救护医院董事会的函件中,主要表明了如下的两层意思:① 由中医救护医院董事会在 1938 年 2 月 6 日向赈务委员会请求财政资助的函件已收悉,同意自 2 月起,就每月拨助中医救护医院经费 5 000 元。与此同时,一次拨助中医救护医院制药费 5 000 元。② 希望中医救护医院得到函复后,能及时"备据具领"。

也就是说可以把拨助给他们的经费用到最需要的方面上去。值得我们注意的是,朱庆澜本人就是中医救护医院董事会的成员,他可说是一人两任,身兼两职。也许,把他邀入中医救护医院董事会,正是看中了他是赈务委员会的委员长。

在1938年12月,赈济委员会两次致函中央国医馆馆长焦易堂,都涉及中医救护医院的事情。一次是涉及拨助经费的问题,而另一次则是关于中医救护医院院长人选问题。这也可见,赈济委员会和中医救护医院的关系是十分密切的。两者间的合作是全面而具体的,在中医救护医院的最重要方面,都能看到赈济委员会的介入及其作用。我们看到的这份函件的主要内容是:

"中央国医馆焦馆长鉴:渝字第八九(89)号函悉。查西安中医救护分院经费迭经本会先后核拨,由中医救护医院转发在案,除电朱兼院长将该分院办理状况及经费收支情形见复,以凭核办外,特复查照。"

在这份函件中透露出来的主要信息有二:① 西安中医救护分院的经费,虽经赈济委员会核拨,然而还是通过中医救护医院转发的。也就是说跟赈济委员会发生直接联系的是中医救护医院。这是两个身份平等的行为主体在进行交往合作,尽管中医救护医院名义上应属中央国医馆领导。中医救护医院是在抗战非常时期临时成立的,它有行为主体的身份。这是值得关注的一个重要方面。② 作为受助单位的西安中医救护分院,尚能把"分院办理状况及经费收支情形见复",这也显现出对赈济委员会的尊重。中医救护医院的具体运作情况及所做的救护工作状况及时向赈济委员会通报，是为了赢得更多更好的理解与支持，这是十分务实而明智的做法。而向赈济委员会报告"经费收支情形"，则更是高明之举，到底是专款专用，把拨助的有限经费用于救护工作的刀刃上，还是怎样的，中医救护医院实话实说，这自然使赈济委员会倍感欣慰与满意。否则，还是会有所疑惑，对拨助的经费到底怎么用的，假如是一无所知，那么就会缺乏互信。因此，在这里，我们看到：交流是理解的前提，理解是合作的关键。相互通报，增进了解，自然是进行卓有成效的合作最好最深厚的基础。

在赈济委员会致中央国医馆焦易堂馆长的另一份函件中是这样写的：

"中央国医馆焦馆长鉴：十二月二十日渝字第八八五九（8859）号函敬悉。关于改组中医救护医院拟会同召集该院董事会协商一节，极表赞同。兹定十二月二十八日召集会议，其会议时间即请酌定。至于该院名称拟改为中医救济医院，并聘任饶凤璜先生为院长。如荷赞同，所有开会通知及聘函并希查照，主稿会印封发为荷。"

在这份函件中，集中透露出来的主要信息是两个方面：① 中央国医馆向赈济委员会通报了关于改组中医救护医院拟会同召集该院董事会协商一事，中央国医馆的主动诚恳的态度，使赈济委员会倍感欣慰，因此"极表赞同"，这是坚定支持中央国医馆、中医救护医院工作的具体表现。② 对于中医救护医院的具体改名和人事安排，赈济委员会也直言不讳地提出了自己明确的意见，那就是将中医救护医院更名为中医救济医院，这样做，一是扩大了救护对象的范围，二来也显示出与赈济委员会的密切关系，并自然地与赈济委员会的成立宗旨相契合的。这样做的目的真正是和衷共济、同心协力。至于中医救济医院的院长人选，赈济委员会提出聘任饶凤璜先生。值得注意的是，饶先生本人原来就是中医救护医院董事会的成员。也就是说推荐（推举）中医救护医院的董事来担任院长一职，亦是完全合乎情理的，这更能为中央国医馆方面认可。由此可见，赈济委员会和中央国医馆、中医救（护）济医院的合作是全方位的、具体的，也是卓有成效的。

综上所述，在抗日战争的特殊历史时期，中医界人士都能以民族大义为重，尤其是作为中医的主管领导部门——中央国医馆能够及时有效地展开工作，积极参与组建了中医救护医院和中医救护大队，奔赴抗战的前线，充分显示出中医队伍高昂而振奋的民族精神、良好的职业道德和过硬而精湛的业务素质。热烈的爱国情怀，实在的爱国举动，使得中医赢得了社会民众的一致认可、理解与赞扬。因此，中医的救亡图存和中华民族的救亡图存的一致性，这是中医之幸；而中国有中医，也是中国之福。中医救护医院和中医救护大队在抗日战争时期做了许多救死扶伤的好事、实事，显示了中医实在的价值，为中医的生存和发展做了最好的宣传。中央国医馆为着中医救护医院的良好发展，联络了由许多国民党党政要员、社会贤达、各界名流组建的中医救护医院董事会，发挥了重要的作用。而中医救护医院、中央国医馆和赈济委员会的精诚团结、卓有成效的合作，为中医救护医院顺利展开有关工作创造了一定的条件，为民族解放事业作出了积极的贡献。这是我们所不应忘却的。

参考文献

张宪文,方庆秋,黄美真. 中华民国史大辞典[M]. 南京:江苏古籍出版社,2001.

民国时期中医药学界的两次抗争

徐建云

摘要：通过对民国时期的有关历史档案和其他史料的分析研究，认为在民国一二十年代，中医药学界的两次抗争的目标其实是十分明确而坚定的，那就是争取中医药的生存发展权。而这一总权利具体表现为非常实在的两大权利：一是中医合法的教育权；二是中医合法的行医权。这构成了一二十年代中医药学界两次抗争的主旋律。

关键词：抗争；教育权；行医权；中医学史；民国时期

一、围绕"学校系统漏列中医"事件的斗争

在 1907 年，清廷京师大学堂医学馆停办了，这标志着由政府主办的中医教育已经实际衰亡。而随着西方医学的涌入，西方人士在我国重要通商口岸城市纷纷建医院、办医校，西医发展如日初升，呈现出一派兴旺发达的景象。西医繁荣

而中医衰退的局面,这个客观存在的事实强烈地震撼和刺激着中医学界。"中医向何处去"的危机意识在中医学界的仁人志士心中油然而生,他们为中医低迷彷徨的困境而忧虑,在对现实的观察和思考中清醒地认识到,中医要发展,不仅要扎根临床,展开卓有成效的实际医疗工作,而且必须举办中医教育,积极培育和造就中医的后继人才,发展与壮大自己的队伍,这样才能保证中医学术薪火不断,中医统绪始终延续。因此,在清末民初,我国中医界人士开办了不少民间中医学校,在实践中尝试与探索如何展开中医教育的崭新课题。

在辛亥革命成功后,1912年元旦孙中山先生在南京就宣告中华民国临时政府的成立,并就任中华民国临时大总统。但民国政权很快为北洋军阀攫取。1912年7月北洋政府在北京召开了"临时教育会议"。会议决定在全国范围内废除原先存在的旧式学堂制,学堂一律改称学校,并由教育部制订颁布统一的学程科目。在教育会议结束之后的数月,北洋政府陆续公布了中小学法令和大学规程。然而在大学规程第八项"医学专科学校"规程中,在多达103款具体内容里却唯独没有中医药学科。这就是当时所谓的"学校系统漏列中医"事件。这其实是北洋政府无视中医药客观存在的事实,人为地把中医药排斥于正规国民教育序列之外。这一政府行为,激起了全国数十万中医的悲愤,他们内心都有种被歧视、遗弃的沉痛,更深切地痛恨北洋政府的"数典忘祖",蔑视祖国优秀传统科技文化的轻狂与浅薄。1913年1月12日，福建省陈英如女士在《申报》痛心疾首地指出："昨读教育部颁定医药学堂章程，专重西学而中学不与焉。是使吾国医药两界无形渐灭，可为痛哭。"[1]并发出倡议性的呼吁："英虽女流，于医学中占一分子，奈才短力薄，复兴望洋之叹。敢恳海内各先生及医界药界各同志，急先联合团体，鸠集经费，提倡保存中国医药大会，设立总机关于上海，合策群力，筹办中医学堂，与西医并行不悖，一面为赴部要求，准予立案，必达目的而后已。"[1]该呼吁文章有几点值得我们研究者关注：一是对北洋政府"漏列中医"的危害性及可能造成的严重后果一针见血地指明了，"是使吾国医药两界无形渐灭"。"漏列中医"，其实是排斥中医药于正规国民教育序列之外，是消灭中医药之举，中医药如果后继乏人，势必造成学术湮没无闻，故而深感"可为痛哭"。这样的敏锐意识是由危机感和责任感直接导源的，是出于对中医药的深切挚爱而痛切言之的。二是呼吁成立保存中医药的"联合团体"，她深知个人永远是势单力薄的，深信团结就是力量。只有把中医药界的力量联合聚集起来，才能成为抗衡北洋政府的实际力量。三是为中医教育的合法权进行不屈不挠的斗争，直至达成"办中医学堂，……赴部要求，准予立案"的目的。不达目的不罢休，女流亦作真豪杰。在陈英如女士的呼吁下，上海余伯陶等人发起筹备神州医药会，并提出"编辑学科，组织医报、病院、学校，徐图扩充，拟呈教育部保存，要求国会同意。"同年3月中华医药联合会召开会议,也表示要"将约同志为请愿救亡之举"。10月,神州医药联合会在上海开会,正式讨论了向北洋政府教育部请愿一事,并就代表组成及行动经费事宜作了具体研究。11月28日,由上海叶晋叔、浙江王问樵、广东刘筱昌、北京陈春园组成的全国中医药请愿团赴京请愿。当请愿代表向北洋政府教育总长汪大燮递交请愿书时,他非但拒绝接受,并且公开声称:"余今后决定废去中医,不用中药,所请立案一则,是难以照办的。"1914年,汪大燮就以"吾国医术毫无科学依据"为由,公开提出废止中医中药,并决定禁止中医开业和使用中药,并关闭政府开办中医教育的大门。围绕"学校系统漏列中医"事件的斗争暂告一段落。

二、围绕"废止旧医案"的抗争

在南京国民政府成立后,中医再次遭受沉重的打击。在1929年2月23日召开的国民政府第一届中央卫生委员会的会议上,以余云岫为代表的一批西医人士,竟提出了"废止旧医以扫除医事卫生之障碍案"。他们提案的主要理由是:① 中医理论(阴阳、五行、六气、脏腑、经络等)皆为凭空结撰;② 中医脉法出于谶纬之学,自欺欺人;③ 中医无能预防疫疠;④ 中医病原学说阻碍科学化。余云岫更认为"旧医一日不除,民众思想一日不变,新医事业一日不向上,卫生行政一日不能进展。"[2]把中医说得一无是处,一塌糊涂,并用鄙视轻蔑的词"旧医",故而要除旧布新。并把中医的存在看作是影响民众思想进步、阻碍西医发展的莫大障碍,故必欲除之而后快。余氏在提案中所提出的废止中医,其实就是消灭中医。其具体方法和步骤是:① 处置现有旧医。由卫生部施行旧医登记,给予执照,许其行业,登记期限至民国 19 年底(1930 年)止。② 设立医事卫生训练处,限 5 年为期(至 1933 年底),对已登记的旧医进行补充教育,训练终结后给予证书,无此证书者停止营业。③ 至民国 18 年(1929 年)为止,旧医满 50 岁以上,在国内 20 营业年以上者,得免受补充教育,给特种营业执照,但不准诊治法定传染病及发给死亡诊断书。此项特种营业执照有效期为 15 年,期满即不能使用。④ 取缔宣传旧医,禁止登报介绍旧医。⑤ 检查新闻杂志,禁止非科学医学之宣传。⑥ 禁止成立旧医学校。从余氏提案的核心内容来看,有三方面值得关注:① 用科学医学即西医为标准来训练、改造中医,对中医进行所谓的"补充教育","洗脑"之术的要害在于把中医纳入西医轨道,使中医将不成为中医,也算一种"和平演变"的策略。对"特种营业执照"的持有者表面看来是网开一面,其实也有限制,一是工作期限是 15 年;二是诊治病种范围的权限的硬性规定:"不准诊治法定传染病及发给死亡诊断书"。这是对中老年中医的处置。② 不准中医拥有舆论阵地,不得利用报刊、杂志进行中医学术和中医知识的宣传。③ 不准有中医教育基地,禁止成立学校以培养后继人才。提案要消灭中医的险恶用心昭然若揭。

然而余云岫的提案竟在国民政府中央卫生委员会的会

议上获得通过,这个讯息立即引起全国中医药界的极大愤慨和强烈反对,为此,全国中医药团体、全国商会联合会、药商团体纷纷致电质问南京国民政府。并且各地中医团体的代表云集上海,1929 年 3 月 17 日召开了全国医药团体代表大会。当时到会的有 15 个省 132 个团体 262 名代表。这是中医药界自发组织的为求生存而坚决抗争的富有重大政治影响的举动。与会代表经磋商后提出:一是整顿内部,以争取舆论;二是联合对外,争取中医药之合法地位。其中最主要的举措就是请求政府让中医加入国民教育正式学制系统;成立全国医药团体总联合会;确定 3 月 17 日为"国医节";立即推举代表赴京请愿。当时推派了谢利恒、岑志良 *、蒋文芳、陈存仁、张梅庵为代表,张赞臣为随行秘书,赴京向国民政府请愿,要求取消通过余氏提案的决议。与此同时,上海的中医药从业人员以罢工半天的方式表示抗议。全国商会联合会、中华国货维持会、医药新闻报馆以及南洋华侨代表等团体,均致函电支持中医药界。中医药界的请愿抗争行动之现实成果,就是所谓的"废止旧医案"未核准执行。但国民政府限制中医药的既定方针并未改变,当请愿代表返回上海后一月,南京国民政府教育部即宣布中医学校一律不得称学校,而必须改称传习所。这不仅是名称的改变而已,其包藏的祸心是继续排斥中医教育于正式的国民教育序列之外。因为

---

　　* 据民国十八年国民政府废止中医案晋京请愿代表合影(见本书第 8 页)。

传习所不在学制系统之内,而且又毋庸呈报教育行政机关立案,事实上听任中医教育方面的私立学校自生自灭。不久,卫生部又通令中医医院改称医室,并禁止中医参用西法西药西械。由此可见,废止中医案虽未核准执行,然而限制、打压中医的主张实际上已经部分地付诸实施了。这就使得中医药的艰难困境依然如故。

1929年12月,全国中医药团体再次聚集上海,有17省223个团体457人参加这次规模空前的代表大会。会议强烈反对国民政府所推行的压制中医药的倒行逆施,会议决议案以及请愿书把争得中医教育权作为重要内容,并提出要求中医参加政府的卫生行政工作,中医中药一律改称国医国药;编纂中医药字典及中医教科书,以及争取社会舆论支持等。会议同时还推选出谢利恒、陆渊雷、蒋文芳等23位代表再次赴南京请愿。

由于全国中医药界仁人志士的团结斗争,也得到了社会舆论的广泛同情和有力支持,1929年的中医药界的抗争运动终于取得了胜利。南京政府暂时停止执行废止中医案,并撤销了打压中医的有关法令,还于1931年宣布成立了中央国医馆。

参考文献

[1] 陈英如. 福建陈英如女士呼吁保全中国医学药业电[N]. 申报,1913-01-12.

[2] 余云岫. 医学革命论二集[M]. 上海:上海社会医报馆,1933.

对抗战时期三件有关
中医药之档案文献的解读

徐建云

摘要：通过对抗战时期三件有关中医药之珍贵的档案文献的解读，表明当时中央国医馆尤其是焦易堂馆长对中医药发展的极大热忱和深切关注，希望在抗战时期中医药能发挥自己应有的作用，显示出自己救死扶伤的临床价值，从而为中医药的生存和发展营造良好的社会氛围，并开辟出自己的生存天地。

关键词：抗战时期 档案文献 中央国医馆 馆员证 解读 医学史

一、对朱庆澜、焦易堂致何成濬函的解读

朱庆澜、焦易堂致何成濬函致原件内容：

"武昌省政府何主席雪竹兄勋鉴：阅报将在汉开军医会议，祈转陈管见如左：去岁十一月卫生勤务部在京召开伤兵

救护设计委员会曾通过医院应中西医药并用，以济药荒而宏救济，祈即实行。朱。焦易堂 叩冬 已发二月二日 （最高法院用纸第六十七号）"。

这是 1938 年 2 月 2 日以朱庆澜、焦易堂联名致函当时（1937 年）在武昌就任湖北省政府主席兼全省保安司令的何成濬[1]，信函内容很简单，是国民党政要之间的通信。这份信函涉及在抗战非常时期如何发挥中医药的作用，并由此而争取中医药的应有社会地位，因此，它言简意深，是一份对中医药发展而言有重要意义的历史文献。此函明确指出：从看报知道在武昌召开军医会议的讯息，然后顺势提出了自己的建议：去年（1937 年）11 月卫生勤务部在国民政府首都南京"召开伤兵救护设计委员会会议曾通过医院应中西医药并用，以济药荒而宏救济"的议案，也就是说这是一个早在 1937 年就议定过了的既定方针：在伤兵救护过程中，"应中西医药并用"。也就是既用西医西药，也用中医中药。两者并举，相辅相成，以收相得益彰之效。在临床中采用医药手段，自然要视具体的临床病症而定，按照临床治疗的实际需要来选择和决定到底是用西医西药，还是用中医中药，一切是以临床需要、疗效为依归。当然，中药的介入，只有帮助的益处，因为在残酷的战争氛围中，通过采用中药，有利于打破敌人的封锁，现实地解决因战争所致的药品短缺和它的供不应求，从而"以济药荒而宏救济"，满足临床急救的实际需要。因而，纵观此函可以看出，朱、焦是充分看到了中医药的实际价值的，并衷心希望中医药在抗日救国的大业中一显身手，把自己不可或缺也不可替代的作用展示给社会各界的世人看，从而为中医药生存与发展赢得自己的天地。

祈盼能够将这个早已决定了的事情马上付诸实践。也就是说希望在实际战地的救护活动中让中医药发挥作用，尤其是中药的作用。注意发挥中医药的作用是表面文字的意思，其真正用意是希望中医药在抗日救国大业中能占有不可或缺也是不可替代的一席之地。保护中医药的生存与发展，这样的良苦用心是一目了然，显而易见的。显然，朱庆澜、焦易堂的用意是明确的。只有让中医药在现实的抗战中发挥应有的作用，才能无言地扩大中医药的社会影响，切实提升中医药的声誉，并且提高中医药的社会地位。真是"有其为才有其位"。当中医药充分显示出真正价值和巨大作用时，任何人都不敢贸然公开声言取缔或废止中医药。现实的力量毕竟是无法轻易抹杀的，这也是中医药绝处逢生，生逢其时的莫大机遇。因此，中医的救亡图存和中华民族的救亡图存的一致性，实乃中医之幸。中医自然地把自己的前途与命运和祖国、民族的前途与命运紧密地联系在一起了。在抗战年代里，中医药默默无闻地发挥自己的作用，也为自己赢得了至可宝贵的生存空间。

抗战胜利，安定、稳定的日子并不长，国民党又掀起反共反人民的内战，对中医政策，制定的《国医条例》也无暇顾及，无法贯彻落实。这种政治方面的乱局乱象，对中医药的发展而言，在某种程度上又是有莫大助益的。因为政府客观上放松了政治控制，以致中医药的自由发展的空间和余地就自然增大了。在行政不干扰的情势下,中医药按着自身的发展模式在加快发展,尤其是师徒授受的传统教育方式来培训中医人才更是司空见惯。这样不难理解为何在建国初期中医队伍还拥有 50 万之众,这决非偶然。抗战时期、内战时期,中医还是在发展,尤其是作为中医临床医疗主力军的医人队伍在日益壮大,这才是中医真正之幸事。因为"只要有了人,什么人间奇迹都可以创造出来。"此其谓也。中医有自己的医人队伍的客观存在,那么从事临床诊疗自然就是天经地义之事了,而且传承中医学术也就在情理之中了。因此,中医学界一直努力争取开办学校,直接培养中医人才,使中医教育能列入国民教育的序列,也就是要使中医教育真正合法化,其真实的用意就是要发展壮大自己的医疗队伍。中医力量壮大了,才能有效地抵抗要消灭中医的狂潮恶浪。否则,只有散兵游勇式的中医游击队——七零八落的零散的医人队伍又怎能抵挡住政府和西医界的压力与冲击。

二、对焦易堂馆长令函的解读

焦易堂馆长令函的原件:

"中华民国二十七年六月二十日(1938.6.20)馆长焦

呈审查该校呈文与湖南国医分馆所转该校呈文均系于本月十七日收到。除已指定国医分馆转饬准予备案外,兹检发中医救护医院报告书暨中医救护章则摘要各一册,以资参考。此令。六.二十"。

众所周知,1938 年已是处于全民抗战的特殊历史阶段了。作为中医药界在国民政府中的最高代言人——中央国医馆馆长焦易堂先生，仍是一如既往，有条不紊且从容不迫地处理着有关中医药方面的重大事务。如令函中所提及的湖南民间知名中医所创办的中医学校托湖南国医分馆交中央国医馆的呈文，其实就是呈报中央国医馆备案的。焦易堂馆长在令函中明确指示，已指定湖南国医分馆转饬准予备案，同时还把当时中医救护医院报告书暨中医救护章则摘要各一册发给该校，目的是"以资参考"。他的真正用意是鼓励中医学校的师生积极参加当时的中医救护医院的工作，以在实际的救死扶伤的临床医疗中体现出中医的真价值。而中医救护医院主要就是由中央国医馆参与组建的，这对提高中医的社会声誉、提升中医的社会地位无疑是有积极帮助的。关于这一点是不言而喻，毋庸置疑的。

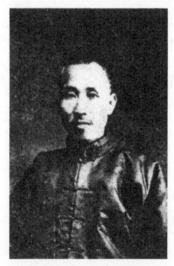

投身革命时期的焦易堂

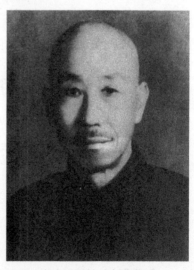

中央国医馆馆长焦易堂

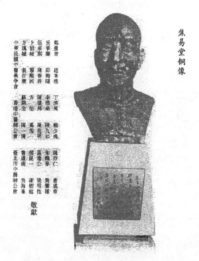

焦易堂铜像

为纪念焦易堂对中医药的贡献,在他逝世 10 周年之际,台湾为他铸造半身铜像一尊,于右任为铜像题词。该铜像现由南京中药药大学博物馆收藏。

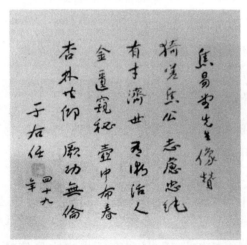

此题词系于右任在焦易堂去世 10 周年纪念时为焦易堂铜像所作。辞曰:"猗嗟焦公　志虑忠纯　有才济世　有术活人　金匮窥秘　壶中布春　杏林世仰　厥功无伦"

三、对中央国医馆馆员证的解读

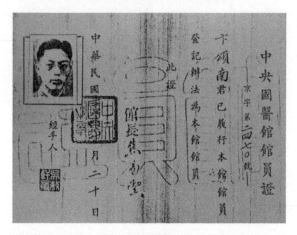

中央国医馆馆员证

中央国医馆馆员证的原件格式：

中央国医馆馆员证
——京字第二四七〇号——

卞颂南君已履行本馆馆员登记办法，

为本馆馆员。

此致

馆长　　焦易堂
中华民国二十七年十月二十日（1938.10.20）
经手人　　吴敏轩（章）

中央国医馆馆员证，是具有历史文物价值的。迄今为止，已有六十多年的历史。从原件（证件）格式来看，中央国医馆馆员证还是很简单的，然而它作为一种身份证明之实用证件,已经完全具备了以下几个最基本的要素:(1) 是证件名称,在证件格式中它是首先明确标示的。居中标明为"中央国医馆馆员证"8 个字。(2) 是证件的登记编号。作为持有证件者(持证人)在办理此证时自然有编号。该证编号为:京字第二四七〇号(2470)。这就是说当时的证件是中华民国首都南京原来的中央国医馆馆员证,具体办理地点当是在陪都重庆。办到卞颂南时已经编到 2470 人了,从这一点(侧面)来说,可见当时中央国医馆的馆员人数还是相当众多的;一方面说明中医界人士非常踊跃参加中央国医馆,以成为其中的正式馆员,同时也是明确自己的合法行医之身份;二是中央国医馆通过馆员登记工作,客观上宣示了中医队伍的力量,从而使社会各界,尤其是医界不致小看(觑)中医的实力,中医有庞大的人马,从这一侧面也反映出中医有自己的生存空间和生存土壤。中医凭籍自己临床客观疗效赢得了广大民众的由衷信赖。这表明,中医在民国时代,在其世袭领地的中华故土上还是临床医疗方面的主力军。这一客观存在的铁真事实证明,中医也是"有其为才有其位的"。所以,只有临床疗效这样有目共睹的现实作用,才是最好地证明医学自己的存在价值。因此我一直坚持并顽固地认为:中医的科学性就寄寓在临床的有效性之中。实践已经证明并且将继续证明:中医的存与亡、兴与衰,根本上也必然取决于临床疗效。因而关键是疗效是最朴实不过的真理。(3) 持有者办理了登记手续,也就是履行了中央国医馆馆员登记办法,就自然成为本馆馆员。由此看来,要成为当时中央国医馆馆员的条件并不苛刻,近似于今天的中医药学会会员的办理入会登记。(4)值得关注的是签发人是有当时中央国医馆馆长焦易堂。这是比较正规、严肃的地方。如今证件一般都是单位公章,只有毕业证书、学位证书有校长、学位委员会主席的私章。(5)下面是办理的具体日期。如卞颂南的馆员证就是在中华民国二十七年十月二十日办理生效的,也就是1938年10月20日。(6)还有一点值得注意。当时中央国医馆办理馆员证时有具体的经办人,是由经办人打上私人印章,以示郑重其事。如卞颂南先生的馆员证上就有经办人吴敏轩。这也不能不说时人做事之踏实、严谨、认真。从这么一个细小的地方,不也有一些值得我们深思、借鉴的所在么?! 它给我们的启迪当是,做事就要严肃认真,踏实投入;而学习优良,这是我们不断进取的一个重要方面,也是古人一直倡导的见贤思齐,从善如流。向好的学习,看齐,臻致完善、完美的境界,这不正是我们为人做事的努力目标和前进方向吗?

中央国医馆馆员证的发现,也有助于我们澄清学术界的一些模糊认识,甚至可以明确地纠正一些显而易见的错误。如在史全生主编的《中华民国文化史》中说:"抗战胜利后,国医馆于1946年迁回南京长生祠原址。该馆为改进中医事业,提出'中医革新运动',并登记馆员,将中医、药两界积极分子集中起来,实行医药合作。国医馆公开吸收馆员,凡正式中医师均可参加,审查同意后均发给馆员证。"[2]这里把中央国医馆办理馆员证的时间推到 1946 年,这明显是不对的。从卞颂南先生的馆员证办理时间是 1938 年,而且他的证号是二四七〇。这有力地表明,中央国医馆办理馆员证,从时间上来说,应该是在 1938 年甚至更早,绝对不是在 1946 年,这是明确无疑的。从中可见,中央国医馆是把登记馆员、发给馆员证当作一项常规的具体工作来做的,也是团结中医,凝聚人心,壮大队伍的实际举动。档案材料的真实性、可靠性,是我们重新审视一些问题的必不可少的第一手素材。它的不言而喻的价值也就在于此。

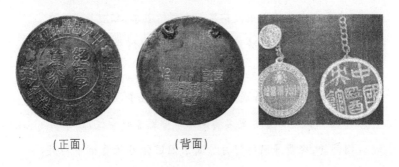

(正面)　　　　　(背面)

中央国医馆纪念章

参考文献

[1] 张宪文,方庆秋,黄美真. 中华民国史大辞典. 南京:江苏古籍出版社,2001.

[2] 史全生. 中华民国文化史. 长春:吉林文史出版社, 1990.

南京国医传习所的创建及其主要业绩研究

徐建云

摘要：1929 年，国民政府第一届中央卫生委员会会议通过"废止中医案"，中医药界人士群情激奋，据理抗争。在这样的背景下，金陵医派的医家们认识到要使中医后继有人，必须要建立规范的中医教育机构。1934 年南京国医传习所正式宣告成立，后历经抗日战争，校舍被毁，于1947 年恢复办学并更名为南京市中医专科学校，1950 年因师资、经费等问题停办。南京国医传习所贯彻中西并举的教学方针，广纳名医为教师，理论与实践并重，培养了一大批中医临床优秀人才。

关键词：南京国医传习所；金陵医派；中医教育；民国

20 世纪 30 年代中叶的民国时期，金陵医派的主要医家强烈意识到培育中医后继人才的重要性，自发捐资，主动联合，共同创建了南京国医传习所。由于时局动荡，南京国医传习所开展的中医教育时断时续。尽管如此，作为民国时代南京地区唯一的一所民办中医教育机构,南京国医传习所在民国中医教育史上仍抒写了浓墨重彩的篇章,它培育的中医临床精英人才为人民保健所做出的杰出贡献永铭青史。笔者收集史料,对南京国医传习所的创建、历程与业绩做了研究,现介绍如下。

一、南京国医传习所的创建背景

1929年2月23日至26日,民国政府在南京召开了第一届中央卫生委员会行政会议,会上余云岫、汪企张等人提出了"废止旧医以扫除医事卫生之障碍案"。此消息一经传出,全国舆论一片哗然。中医药界人士尤为激愤,纷纷发表通电、组织游行示威、举行集会进行抗议,并推举代表晋京请愿。在这些具体的抗议活动中,金陵医派的医家们也主动积极地投身其中,参与其事。张简斋、张栋梁、随翰英、杨伯雅诸位金陵中医名家,他们一方面积极投身抗争活动,参加请愿、游行、示威;另一方面又充分利用南京的政治地缘优势、人缘熟识优势,与行政当局的有关政要如陈立夫、焦易堂、薛笃弼等人沟通交流,为争取中医的合法权益进行有理有节的斗争,最终使这一倒行逆施的、不合时宜的提案被迫中止,没能实施。"三·一七"国医节由此诞生。通过现实的斗争和冷静的思考,金陵医派的名医们领悟到,中医学正面临沦丧的危险局面,要想力挽狂澜,就必须争取合法的中医行医权、合法的中医教育权和独立的中医行政管理权。这三大权利合成起来就是中医的生存发展权。经过中医药界人士的不断努力,尤其是面对群情激愤的抗争怒潮,当局对中医的基本政策有所弱化。1930年援引中央国术馆例,开始筹建中央国医馆。1931年1月,在古鸡鸣寺脚下,中央国医馆宣告成立,这标志着中医药界有了自己在行政方面的代言者。

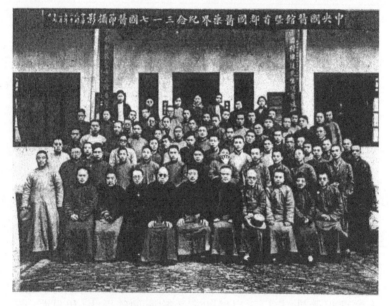

中央国医馆首都国医药界纪念"三·一七"国医节

二、南京国医传习所的创建历程

南京国医传习所的创建

要追溯南京国医传习所的创建,就必须要提到郭受天先生。他在民国时期金陵名医们所创办的《南京医药卫生通俗报》第 75 期以及《国医公会杂志》第 7 期、第 82 期上发表文章,一再呼吁要在国府首都所在地创建南京国医传习所。他先后发表了《论南京筹设国医传习所之不可缓》《再论南京筹设国医传习所之不可缓》等专论文稿,引起了中医药界和社会各界人士的关注和重视。在文章中,郭受天诚恳地表示:"南京医界,素多明达之士,有起而图之者乎?受天虽愚,愿为之执鞭。"[1]他大声疾呼要创建南京国医传习所,这一呼吁从民国十三年(1924 年)发起,直到 1934 年南京国医传习所正式宣告成立才得以实现。这一方面说明在那样的时代氛围里,要创建培养中医后继人才基地的艰难;另一方面也可见郭先生那样的金陵名医做事之执著,矢志不渝,锲而不舍,不达目的决不罢休。这种"十年磨一剑"的执著精神,令人肃然起敬,更值得今人认真学习,努力效仿。

1934 年初,为确保中医薪火相传,后继有人,金陵首席大国医张简斋主动联合同仁张栋梁、随翰英、杨伯雅、石华轩等人,捐款筹办"南京国医传习所"。开始,金陵名医们原本想顺应时代潮流,用专科学校为名,然而这一愿望却因行政当局严禁中医使用"专科学校"之名而付诸东流,最终只得退而求其次,定名为南京国医传习所。申办国医传习所的相关文件送达市政府后,经时任南京市市长的石瑛批准,特将中央国医馆旁保泰街、北极阁下三皇庙东西一带共约 17 亩土地拨划给国医传习所,作为其办学用地,并由中央国医馆直属。

至此,这一日后孕育了众多中医名家的中医教育摇篮终于在艰难困苦中诞生了。

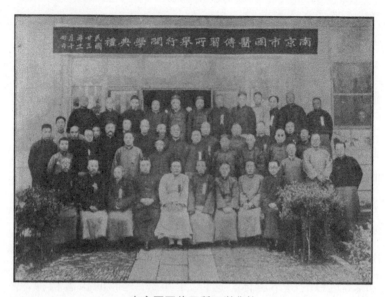

南京国医传习所开学典礼

南京国医传习所的发展历程

1934 年 5 月,南京国医传习所在热心中医的社会人士积极响应和热诚参与下正式开学了。学校由陈逊斋主持校务,首届开设五年制(正科)本科班,共招收学员 100 人,次年又招收了 29 人[2]。同年暑假,又针对中医世家子弟,特开设补习班以继承家学渊源,当时招收了已经具备中医基础者 30 人,学制 2 年。1935 年底,由于种种原因,南京国医传习所迁往城南门东的天禧长生祠(又称痘神庙)内继续办学。这个地址处以城南的白鹭洲公园附近，临近琵琶巷。据史料记载，当时在城南的国医传习所校宇宽敞，为五进大宅院，白墙黑瓦，老树参天，古韵盎然，环境幽雅，是一处优美宁谧的读书佳地。校园古色古香，到处弥漫着中国传统文化的气息。应该说整个学校的自然环境中与中医药文化氛围非常协调，可谓浑然一体，是办学者独具慧眼的明智选择。1937年"七·七"卢沟桥事变后，全面抗战爆发，到"八·一三"淞沪抗战兴起，国医传习所校园惨遭日寇飞机轰炸而夷为平地，成为一片废墟瓦砾。如今我们前往实地考察，城南的那个具有相当悠久历史的长生祠已荡然无存，而当年国医传习所的实际风貌也已不复存在。

1947年5月，在抗战胜利两年之后，南京国医传习所在全体教职员工的共同努力、积极奔走下，经南京市教育局核准之后恢复办学。同年秋，南京国医传习所正式更名为南京市中医专科学校（办学之初就想启用的），且通知在抗战前肄业2年的传习所同学以及已经开业行医5年以上的中医执业者到学校登记，考试通过后方能算完成学业。与此同时，学校还招收插班生17人，并组织举办了一期共有56个学员的中医特别班，这些学员至1948年10月圆满完成学业后顺利毕业。1950年，由于时局剧变，教职员工自谋生计、各奔前程，加之办学财政困难等诸多因素，中医专科学校宣告停办。就这样，南京国医传习所、南京市中医专科学校，走过了十余年坎坷历程，这也是民国时代中医教育艰难前行的一个缩影。

三、南京国医传习所的主要业绩

自编富有特色的中医教材

尽管当时已有中央国医馆既定的教学大纲和审定的教材,但南京国医传习所的先生们并没有墨守成规,而是完全凭着自己对中医药学的深切体悟,进行了教材的创编,从而留下了一整套较为完整的南京国医传习所的系统教科书。这一举措,充分体现了金陵医派医家们的敬业精神。正由于此,南京国医传习所能够培养与造就出一批中医方面的临床骨干、精英翘楚,为维护人民的健康、弘扬中医事业做出了实在的贡献。

据目前调研所掌握的基本资料显示,南京国医传习所自主创编的中医系列教材,主要为当时主讲老师编写的各科讲义,共计有 15 种,分别是《解剖生理学正科讲义》、《病理学正科讲义》、《卫生学正科讲义》、《诊断学正科讲义》、《内科学急性传染病篇讲义》、《金匮要略讲义》、《温病学讲义》、《方剂学讲义》、《中国药物学》、《妇科(作者注:疑少"学"字)讲义》、《儿科学讲义》、《外科学讲义》、《中国医学史正科讲义》、《内经之研究》、《难经之研究》。

开设比较完备的中西医课程

从上述所列举的主要课程的讲义来看,南京国医传习所紧跟时代前进的步伐,与时俱进,实行中西医并举的方针。其实这也正是近代以来中西医汇通思潮大行其道的真实反映,也表明民国时代的中医是相当开明的医人群体,他们并不顽固保守,且想方设法为保存祖国医学而殚精竭虑,忘我奋斗,艰辛探索。南京国医传习所主要开设两类课程:中医(包括经典类)课程和西医课程。也就是说南京国医传习所作为民国时代南京唯一的一所民办中医学校,它在主要课程的设置方面是中西医合璧,当然是以中医为主,西医为辅。中医方面主要开设了"内经"、"难经"、"诊断学"、"中药学"、"方剂学"、"金匮要略"、"温病学"等,临床课程主要有"妇科学"、"儿科学"、"外科学"等,西医方面主要开设了"解剖生理学"、"病理学"、"卫生学"、"内科急性传染病学"等。值得注意的是还开设了"中国医学史"课程。

聘请时贤名家任教

南京国医传习所集中了一大批中医名家和时贤名流,他们是国医传习所的宝贵师资。金陵首席名医张简斋亲任南京国医传习所的所长(相当于名誉校长,所授课程:内科时症),著名中医理论家郭受天出任教务主任,同时又从各地聘请各有专长的名医、大家来校任课。当时聘请的主要教员都是全国知名的学者和名医,如章启民、汪绍生、金少陵、李克惠等,学贯中西的冯端生以及儿科名医随翰英,妇科名医朱梓清、杨伯雅,外科圣手张栋梁,还延聘了梅贻琳等多位知名西医及理化方面的教员。这样看来,南京国医传习所既重视教授传统中医经典、中医基础理论和临床各科知识,又能以开放的心态、包容的气度来讲授西医学知识和理化科学,是一所名副其实的有中西合璧色彩的中医学校。正因为如此,南京国医传习所在民国时代也是一所广受各方关注的中医学校。

贯彻学以致用理念

南京国医传习所规定所有学生在学完理论课程后的一年或半年,都必须到授课的名中医私人诊所去临床实习一年或半年,经考核合格方可以毕业。这表明国医传习所贯彻的教育理念是:既学中医基础理论,又学临床诊疗技能,既是学以致用,又是学用结合。学与用两者融会贯通,理论联系实际,实践检验理论。这种培养中医人才的模式,完全彰显出中医实践性强的学科特色。培养和造就中医临床家就必须投身到临床诊疗实践中去摸爬滚打,这样才能真正提高临证能力和应诊水平,否则仅是纸上谈兵而已。

从南京国医传习所走出的中医临床骨干人才有:张仲梁、谢昌仁、陈寿春、曾叙初、曹光普、赵国英、严筱乡、姚伯藩、严济时……这些专家都是南京市中医院建院初期的骨干力量,他们凭借精湛的医术享誉一方。

通过对南京国医传习所成立背景、成立过程和主要业绩的研究,可以看出它在民国时期中医教育史上的价值和地位,在传承中医学术和培育中医人才方面也起到了积极的作用。

参考文献

［1］ 郭受天.病理学正科讲义.北京:学苑出版社,2014.

［2］ 赵洪钧.近代中西医论争史.合肥:安徽科学技术出版社,1989.

金陵中医流派在国内的地位和影响

徐建云

在我们江苏中医地方医学流派的研究领域中,大家耳熟能详的无非是孟河医派、吴门医派和山阳医派,其实还有通州医派和徐沛医派。只是后面的两个地方医学流派影响较小,因此就不大为人提起,一任其湮没不彰,以至无声无息。金陵医派仿佛也有类似的命运。为了更好地提振金陵医人的精气神,更好地弘扬金陵医派先辈们的事业,切实关注和重视金陵医派的研究,就成为振兴南京中医药事业的必要步骤和应有之义。我们首先就要认真研究金陵医派的作用和地位,从而金陵医派的影响力、感召力就会自然而然地显示出来。因此,现在抓紧金陵医派的研究工作正当其时,我们要以刻不容缓的紧迫感和义不容辞的责任感来投身其中,钻研其详,愿得其真,继承发扬,以慰先贤。

金陵中医源远流长,金陵中医文化积淀深厚。纵观我国医学发展史,我们就不难发现,金陵名医大家人才辈出,中医文化光辉灿烂。其中葛洪、陶弘景就是最为杰出的精英代表。葛洪写作的《肘后备急方》(也叫《肘后救卒方》),此乃中国医学史上第一部急症配方手册。它收集了不少行之有效的民间单验方,体现出廉、便、验的特色。历来为中医临床家们所关注和重视。它对天花临床症状的具体描述,真实可信,确定无疑。对尸注、鬼注的论述,使我们看到了当时人们对结核病的认识水平。对恙虫病(又叫沙虱热,其实就是南方丛林斑疹伤寒)的认定,尤其是采取的有关预防措施,更见其不凡的智慧。至于对疟疾的治疗,更显示出古人采用鲜药发挥作用的用药特色。中医研究院(今中国中医科学院)以屠呦呦为首的科研小组,从葛洪的记载中获得重要启示。《肘后方》卷三明确记载:"青蒿一握,以水二升,渍,绞取汁,尽服之"),从而成功提取合成了抗疟新药——青蒿素,由此而获了阿尔伯特·爱因斯坦金奖和拉斯克奖[见文后加注]。这是我国科学家用实际行动证明了毛泽东主席关于"中国医药学是一个伟大的宝库,应当努力发掘,加以提高"论断的英明、正确。而陶弘景不仅整理了葛洪的《肘后方》,而且自己著成了《本草经集注》。它确立了我国临床用药的两条分类基本原则:一是按药物的自然属性来分类,具体就是以玉石、虫、兽、米食、果、菜和有名未用七大类;二是创立了"诸病通用药"栏目,就是按照药物的临床功用来分类。如治疗风证的药物有防风、防己、川芎等,这样在临床急需时就能找到替代药物,以满足临床急救。这两条药物分类的基本原则一直为后世本草家们所遵循。陶弘景的开创性工作成果永远铭刻在中医药学的发展史上。另外,他还著有《合丹法式》,实际介绍了炼丹的器具、操作规程和注意事项,对丹药的临床运用也发挥了一定的积极作用。由此表明,两位先贤的成就,一直都是金陵医人学习的最佳示范。"榜样的力量是无穷的",在金陵这片充满丰厚中医药文化氛围的土壤上产生孕育出金陵医派,我以为是水到渠成,顺理成章的。晚清民国时期,金陵医派终于以自己鲜明的个性、卓越的疗效和优异的口碑,自然而然地脱颖而出,卓尔不群,自成医派。

金陵历来名医荟萃,大家云集,杏林繁盛。到了晚清民国时期,金陵医派更是人才辈出,俊彦涌现。当时最为杰出的中医名家就是所谓的的"三卿一石",即为朱子卿、武俊卿、随仲卿和王筱石,他们都是当时大名鼎鼎的杏林翘楚,世人称之为金陵四大名医。在誉满金陵、声震杏林的著名医家中还有"二张",即是张简斋、张栋梁。正是他们在杏林的作为和贡献,形成了独具地方特色的金陵医派。

金陵医派的名医大师们,为中医临床诊疗的广泛展开树立了良好形象,在金陵的民众中赢得了极佳的声誉。金陵医派的代表医家,他们都是崇尚实干,立足临床,从不故弄玄虚,一心治病救人,勤恳踏实,奋斗不息。以"二张"为代表来说,他们忙碌诊务,少有著述,真是"君子敏于行而讷于言"的典范。金陵医派的代表医家都是货真价实的临床家。他们的医名不是靠著书立说而获得的,完全是凭医家口碑、卓越疗效而赢得的。因此他们诊疗作风平实,对患者既一视同仁,又平易近人。在南京声誉鹊起,名望甚高,几近家喻户晓,妇孺皆知。在临床诊疗方面,他们胆大心细,辨证用药,疗效卓著,不时传出妙手回春,药到病除的佳话,他们是病患心目中真正救苦救难的活菩萨,当年蒋经国在南京时就曾公开说过这样的一番话:"人只怕没有真才实学,如有了真正的本领,是不怕人家不知道的。譬如张简斋医生,你如果要坐黄包车去看病,只要说句到张简斋那里,用不着说地点,车夫就会飞快地把你拉到他门口"。由此表明,张简斋寓所之所在,黄包车夫也是一清二楚的。这从一侧面说明当时南京人找张简斋看病的患者有多少了。真可谓是门庭若市,来此请张简斋的诊疗者是络绎不绝。

金陵医派的代表医家,在民国时代为中医生存发展奔走呼号。他们在余岩提出"废止旧医以扫除医事卫生之障碍案"后,积极联络国内同行,进行抗议、示威游行活动,也曾作为主要代表与国民政府官员进行理直气壮的具体交涉,从而使这一逆历史潮流而动的提案没有能够实施。他们还参与了中央国医馆和南京中医师公会的有关活动,积极为中医的生存发展进行了有益的工作。还参加了中医救护大队的实际活动,为积极救治受伤的军民作出了自己应有的贡献。真是"位卑未敢忘忧国"。

金陵医派的代表医家为中医人才的培养殚精竭虑。他们积极参与创办了南京国医传习所。在十分艰难困苦的环境中,埋头苦干。为培养中医的后继人才任劳任怨地工作,从不计较个人的得失。南京国医传习所作为民国时代南京中医人才的培养基地,在造就中医人才尤其是临床人才方面发挥了不可或缺的重要作用,在中医教育史上留下了光辉的一页。

衷心希望在金陵这片富有丰厚中医药文化积淀的热土上能涌现出更多更好的中医药方面的名家大师,在先贤们创造不凡业绩的基础上再创新的辉煌,真正做到"前不负先辈,后无愧来者"。在中医药事业发展承前启后、继往开来的伟大征程中,人们将有目共睹金陵医家药师们的挚诚奉献,中医药将在广大民众生命安全方面发挥保驾护航的作用。通过回顾金陵中医流派在国内的地位和影响,一定会更好地提振金陵中医药人的精气神,以"三卿一石"和"二张"为代表的金陵医派,他们的作为和贡献是整个金陵中医药历史长河中的一个精彩乐章,现今的金陵中医药人一定会从中汲取智慧和力量,在当下这个优良的大力发展中医药的时代社会,谱写出更加引人注目的不朽交响。

【加注】:

众所周知,以屠呦呦为首的科研小组,成功地从中药青蒿中提取了抗疟新药——青蒿素。为此,屠呦呦作为中国本土科学家荣获了世界科学界的三大奖:阿尔伯特·爱因斯坦金奖(1987年)、拉斯克奖(2011年)和诺贝尔奖(2015年)。这在世界科技界也是独一无二的。

美国《纽约时报》援引 WHO（世界卫生组织）的评论，称赞青蒿素是消灭疟疾的"首要疗法"。著名的学术期刊《细胞》则指出，在基础生物医学领域，许多重大发现的价值和效益并不在短期内显而易见，但也有少数，它们的诞生对改善人类健康所起的作用和意义是立竿见影的。"由屠呦呦和她的同事们一起研发的青蒿素就是这样的一个例子。"这是国际学术界对屠呦呦及其团队研发青蒿素取得成功所作的赞誉和好评。这也是中国科学走向世界的一项重大的标志性成果。

屠呦呦女士本人又是如何看待自己荣获诺贝尔奖之事的呢？她说："这个荣誉不仅仅属于我个人。""这是中医中药走向世界的一项荣誉。它属于科研团队中的每一个人，属于中国科学家群体。"这当然是屠呦呦女士的谦逊，但也说明了一个事实：集体智慧，合作攻关，取得成功，这是真实不虚的。其实，还应该补充说一句话，那就是在这个伟大的成功和巨大的荣誉里，也有晋代医药学家葛洪的一份功劳，一份荣耀。这个荣誉也属于这位伟大的先哲。正如屠呦呦女士自己所说的那样："在青蒿素发现过程中，古代文献在研究最关键时刻给予我灵感……"。屠呦呦在提取青蒿素的过程中，曾重温经典，理清思路，重新设计提取方法，将水换成了沸点较低的乙醚，这样才使青蒿素的提纯顺理成章，大功告成。

金陵医派在民国中医史上的主要作为

徐建云

关键词： 金陵医派、民国医史、主要作为

金陵医派的产生和形成，是有其浓厚的地域文化和丰厚的中医药文化基础，有其客观实在的依据和孕育产生所必需的条件。由此看来，金陵医派的出现并非无源之水，无根之木。也诚如宋代哲学家（大儒）朱熹在《读书偶记》中所云：半亩方塘一鉴开，天光云影共徘徊。问渠那得清如许，为有源头活水来。

一、金陵医派产生的中医药文化背景

金陵，作为"六朝古都"、"十朝都会"，是我国历史上鼎鼎有名的皇城之一。其身份和地位之显赫非同寻常。她的地域文化积淀十分深厚。灿烂的六朝文化已然引人注目。中医药在这片温热的土地上也早就闪烁着她独特的光芒。在汉代名著《淮南子》和《神农本草经》里就记载了钟山（今紫金

山）、句曲山（今茅山）多种地产的动、植药物。晋朝时，葛洪曾在江宁方山、洞元观采药、炼丹，并对常山、麻黄、赤石脂、密陀僧等药物功效做了具体记载；在天印山之麓、飞升处下筑洗药池、炼丹井，并著有《抱朴子》。在南朝齐梁时，陶弘景隐居茅山，编著了七卷本的《本草经集注》。在唐天宝年间，名僧（大德高僧）鉴真受日本僧人荣睿、普照的邀请，自栖霞寺北出长江，东渡日本，在东瀛广泛传授医药、建筑、音律、律宗诸中华文化，赢得了"过海大师"的美誉。南唐时，烈祖李昇饴喉中噎，太医令吴廷绍以楮实子汤治之获效。宰相冯延己为脑病所苦，以甘豆汤服之亦愈。宋代熙宁年间，在南京设立熟药所，成为专门生产中成药的官方药厂。崇宁年间，官办"和剂局"成立；大观年间，《太平惠民和剂局方》出版发行，它对推广和普及中成药的使用起到了积极作用。南宋建炎年间，南京江宁府置帅府，设立惠民和剂局，作为一个政府开办的医药机构，它发挥了平抑药物价格，搜集药物，并掌管所辖县区的药物流通的进步效用。明代伟大的航海家郑和"七下西洋"，带回了不少异国他乡的珍奇药物，并将它们种植于狮子山、牛首山等处。而李时珍更和南京有段割不断的缘份。他的心血之作《本草纲目》，在争取了明朝文坛领袖王世贞撰序之后，南京书商胡承龙才应允雕刻。1593 年雕版完毕。1596 年出版发行。"金陵版"是《本草纲目》的首版。到清代江宁府有史可稽的医家就多达百余人。著名医家戴天章著有《广瘟疫论》，救人无数。太平天国时期，尤其是定都天京以后,吸收了南京本地的医家参加革命队伍,为广大军民服务。而且在各街道设置六十名官医服务民众,从而成为我国公医制的首创。由此可见,自汉至清,南京的中医药文化有着悠久的历史,丰厚的文化积淀和良好的中医药发展氛围。

在南京中医药历史的天幕上,闪耀着夺目光彩的双子星座——葛洪、陶弘景,他们在中医药史上所创立的伟大业绩,永远铭刻在中华文化的光辉史册上。葛洪所著的《肘后备急方》作为我国医学史上第一部急症配方手册而永垂青史。葛洪英勇无畏地迎对着急性传染病的挑战,呕心沥血地汇集着民间医药的宝贵经验,由此而存留了一部富有"廉、便、验"特色的非常实用的医书。其中所提及的"青蒿一握,以水二升,渍,绞取汁,尽服之",为现代人研发抗疟新药青蒿素,以莫大的思想启迪。而陶弘景除却和葛洪一样,在炼丹方面有卓越贡献之外,他所著的《本草经集注》,开创了中国传统本草学分类的两条基本原则:一是按照药物的自然属性进行分类;二是按照药物的临床功用进行分类。为此他创立了"诸病通用药"栏目。而对研究不深、使用不多、临床疗效尚不确定的药物也诚恳标明"有名未用",在这里我们可以清晰地看到,金陵医学的历史真是源远流长,一脉相承,一以贯之的。特别是前面矗立着两位名震古今的医药学大师。金陵医派的精神脉络早已畅通,了无挂碍。

二、金陵医派的孕育诞生

金陵医派作为一个客观的中医群体而存在，它并非是凭空想象而杜撰出来的概念。金陵医派孕育于晚清，产生形成于民国，发扬光大于当代。作为一个具有鲜明地域特色的医学流派，它既有中医群体作为行为主体在发挥作用，又有自己有别于其他地方医学流派的特色而卓立于世。

金陵历来名医辈出，大家涌现。在清末民初，活跃在金陵医坛的精英人物，广大民众普遍公认的就是以"三卿一石"为代表的四大名医。他们是随仲卿、朱子卿、武俊卿和王筱石。

随仲卿，祖籍山东。在明代万历年间，举家随军南下，定居于南京城北的随家仓一带。后弃官行医。至仲卿祖父随霖时，业已三世业医。1793年，南京"羊毛瘟"流行，群医束手无策，只有随霖和城南周魁挺身而出，积极救治病患，疗效显著，一时有"南周北随"的美誉。随霖著有《羊毛瘟论证》。仲卿之父鸣模继承家学，名噪当时。仲卿生于1850年，自幼随父习医，尤以内、儿科最为擅长。仲卿之子随翰英为民国时期南京的名中医。他早年悬壶城南颜料坊，后迁移到铁作坊安品街7号开业，是卓有贡献的一方名医。这个随氏世医家庭，为弘扬中医药事业做出了积极努力和杰出贡献，这是不应忘却的。

朱子卿，祖籍安徽。世居金陵城南，三代业医。早年受业庭训,后又从师王氏。朱氏勤奋好学,精通医理,尤擅伤寒、温病学说,临床疗效卓著。他临证经验丰富,辨证准确,用药灵活。有一湿温患者,病入膏肓,舌苔焦黑,两脉微弱,仅一息尚存。他医束手,朱氏诊后认为,尚能挽救。遂投以清化之方药,效若桴鼓,患者热退神清。从而使之转危为安,化险为夷。一个中医大家的临证风采表露无遗。

武俊卿,精通医理,临证经验丰富,因而医名卓著,在南京民众中享有很高声望,惜英年早逝。天不假年,呜呼哀哉!甚为痛惜。

王筱石,祖籍南京。儒医家庭出身,精于大方脉,尤对时令病、杂病有独到见解。清末时就享誉南京。自民国初年在霍乱流行时,日夜应诊,活人无数。

以上四大名医,都是优秀的中医临床家。他们把自己的全部精力和心血都奉献给了病患,奉献给了治病救人、救死扶伤的事业。

除了清末民初"三卿一石"四大名医以外,在民国时代最具盛名的就是"二张",那就是张简斋和张栋梁。

张简斋是位卓越的中医临床家,屡起沉疴,赢得了广大病家的衷心爱戴。国民政府主席林森曾书"当代医宗"以褒奖之。其实,张简斋在从事繁忙的诊务之际,也在思考医学学术问题,有相当深厚的中医理论功底,所以他在临床上收放自如,手到病除。张简斋临证善治"下虚受风"证。此证,男子由房劳不节,肾气骤有所虚,表卫不固,风寒之邪得以乘虚而袭引起,表现为足少阴肾经与足太阳膀胱经表里同病。治疗上既不能单纯以麻黄汤、桂枝汤辛温解表,也不能专用附子汤、四逆汤等辛热温经。张氏采用"和养疏化"法,以和养肾气,疏解少阴、太阳风寒为治疗原则,往往药不数剂,病已霍然。而对于妇女"下虚受风"证,系行经或产后遭受风寒之邪所致。张氏同样采用治以"和养疏化"法,即和养肝、肾血气,疏化肝、肾风寒,奏效亦颇迅速卓著。在学术上,他还根据"人以胃气为本","胃者水谷之海"以及"得谷者昌,失谷者亡"等经旨,提出了"胃以通和为贵"的主张("通和"指处方用药不使滞塞之意)。他说:"不论何种疾病,皆不能使患者因服药而引起胃纳呆滞,特别是对内伤杂病的调补,更应该注意及此。"因此,他在处方用药时,能处处照顾到胃,治病时常以二陈汤作衬方使用。

张栋梁,江苏江宁县人,为民国时代名中医,与张简斋、随翰英、杨伯雅一起并称为"金陵四大名医",曾任中央国医馆常务理事,他有深厚的国学功底,并且精通医理,具有精湛的临证水平。曾为南京士绅、清代翰林仇继恒治病,获得良效。仇氏曾书一联相赠:"家居湖熟秦淮畔,理析灵枢素问经"。北洋政府时,江苏督军李纯患休息痢,经南京鼓楼医院(亦名马林医院)医治无效,后慕名延请张氏医治,不数贴即痊愈。鼓楼医院美籍院长马林获悉,也不禁竖起大拇指赞叹:"张栋梁先生不愧是位中国名医!"1936年夏,张氏曾为国民党中央委员、立法院秘书长梁寒操治病奏效。为了感谢这位名医,梁氏夫妇曾登门拜访,特赠一轴条幅:"玄院明灯若海航,路人争说磨盘坊。纵知扁鹊仓公后,绝诣终推仲景张。"

三、金陵医派的主要作为

为中医的生存发展而战

金陵医派的代表医家,在民国时代为中医生存发展奔走呼号。他们在余岩提出"废止旧医以扫除医事卫生之障碍案"后,积极联络国内同行,进行抗议、示威游行活动,也曾作为主要代表与国民政府官员进行理直气壮的具体交涉,从而使这一逆历史潮流而动的提案没有能够具体实施。他们还参与了中央国医馆和南京中医师公会的有关活动,积极为中医的生存发展进行了有益的工作。还参加了中医救护大队的实际活动,为积极救治受伤的军民作出了自己应有的贡献。真是"位卑未敢忘忧国"。

1929年2月23日,国民政府召开了第一届中央卫生委员会会议,通过了余岩(云岫)、汪企张等人所提出的"废止旧医以扫除医事卫生之障碍案"。一时全国舆论哗然,中医药学界更是群情激愤。许多中医团体通电全国,强烈反对这一倒行逆施的反动提案。3月17日,全国17个省市242个团体281名代表纷至沓来,云集上海,召开了全国中医团体代表大会。南京中医界的代表随翰英、郭受天和中药界代表程调之、周晋生、李滨如等参加了大会。随翰英还被推举为全国医药团体总联合会副会长。会场悬挂"提倡中医以防文化侵略"、"提倡中药以防经济侵略"等巨幅标语,中医药界代表还挽臂高呼"反对废止中医"、"中国医药万岁"等激动人心的口号。大会宣布成立"全国医药团体总联合会",并确立了"3·17"为国医节。还推派谢利恒、随翰英、蒋文芳、陈存仁、张梅庵为代表,张赞臣为随行秘书,组成赴京请愿团。向南京国民政府请愿。当时正值国民党第三次代表大会举行之际,因此,叶楚伧、李石曾、薛笃弼等要员接见了请愿代表并表示慰问。南京名医张简斋、杨伯雅、冯端生、朱子彝、叶橘泉等人带领中医药界 200 余人会同全国中医界代表进行了游行抗议。最后,由南京张简斋、张栋梁、程调之,上海费安甫等 10 余名代表分别与行政院秘书长曾仲鸣、立法委员焦易堂进行了据理力争的交涉。曾、焦代表政府表态:该提案虽获通过,但暂不执行。以上史实表明,为抗争浪潮中,南京中医名流,尤其是金陵医派的中坚骨干都参与其事了,我们看到了张简斋、张栋梁、随翰英、杨伯雅等人活跃的身影。他们利用南京的地缘优势和自身的社会影响力,积极发挥应有的作用,为维护中医的生存、发展做出了自己的贡献。这也是永载史册的功绩。

积极筹建成立中央国医馆

1930 年 3 月,全国医药团体总联合会提议:仿照国术馆

（即武术馆）例，来筹建中央国医馆，并在各省及海外设立分馆、支馆。组建的中央国医馆，将负责制订学术标准大纲，统一病名，编审教材，为此而设立学术整理委员会和编审委员会。这个提议得到了国民党中央委员谭延闿等人的支持。5月，在国民党中央政治会议上通过。10月19日，由焦易堂出面，召集中医药界的名流施今墨、郭受天等17人为发起人，会议议定了成立中央国医馆的有关事宜。21日，召开了中央国医馆第一次筹委会，有陈立夫、焦易堂、彭养光、施今墨、郭受天等9人参加，会议确定对全国各地的中医药界的状况做一次调查，以具体了解这方面的真情实况，并指定郭受天为南京调查员。1931年1月17日，中央国医馆在南京长生祠1号正式成立。中央国医馆的建立，使中医药界有了自己的代言者。中央国医馆所进行的会员证的登记和颁发，使中医人士行医有了合法性，从此他们可以堂堂正正从事临床诊疗活动了。

创立南京国医传习所

金陵医派的代表医家为中医人才的培养殚精竭虑。他们积极参与创办了南京国医传习所。在十分艰难困苦的环境中，埋头苦干。为培养中医的后继人才任劳任怨地工作，从不计较个人的得失。南京国医传习所作为民国时代南京中医人才的培养基地，在造就中医人才尤其是临床人才方面发挥了不可或缺的重要作用，在中医教育史上留下了光辉的一页。

1934 年,五十四岁的张简斋偕同随翰英、张栋梁、郭受天、杨伯雅等南京中医界名流捐款筹办而成立的一所私立的南京国医传习所,以求仿孟河医家丁甘仁、谢利恒,培养中医后继人才。后经南京市市长石瑛的批准,将南京保泰街北极阁下的三皇庙东西一带的十七亩地产(地处中央国医馆旁)作为该传习所的产权用地,并特邀请陈立夫、焦易堂为董事长。当时的教职员工已达二十人,招得学生百余人。所授课程有:国医基础课由郭受天执教、儿科由随翰英执教、外科由张栋梁执教、张简斋亦亲自执教内科、妇科等,还教授一些西医课程。该校还规定学生毕业前,须到上述这些名中医的私人诊所去临证实习,经考核后方能毕业。这表明国医传习所贯彻的教育理念是十分清晰的:既学中医基础理论,又学临床诊疗技能;既是学以致用,又是学用结合;两者融会贯通,理论联系实际,实践检验理论。培养和造就中医临床家就必须投身诊疗实践去摔爬滚打,这样才能真正提高临证能力和应诊水平,否则仅是纸上谈兵而已。

民国名医张简斋事略

徐建云

张简斋（1880—1950年），字师勤，出生在安徽桐城一个世医家庭。他长期行医于南京、重庆，医术精湛，是民国时期著名的中医临床家。

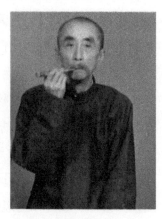

张简斋

张简斋自幼接受庭训，在其父张厚之的指点下学医，勤恳踏实，用心钻研。随着临证实践的增多，接触病例的广泛，而不断增长学识和才干。他在医疗实践中尤重辨证论治，不拘泥于古代医书之陈说，善于从临床疗效中总结经验，汲取新知，进而提高医疗水平。

20年代的南京，是全国主要都市之一，人文荟萃，其中也有不少医家寄寓于此。当时在南京医界享有盛誉的是"三卿一石"（即随仲卿、朱子卿、武俊卿和王筱石）。他们几乎承包了全市的主要医务。由于受传统的习惯心理影响,病家往往投至名医门下求治。在这样的背景下,作为初出茅庐的张简斋的确面临着严峻的情势,要想脱颖而出,在南京医坛占一席之地,实非易事,需要进行一番搏击。现实为张简斋的成功提供了一个绝好机会:1925年春夏之交,时染温病的患者甚众,病家一如既往,竞相趋赴名医之门。名医们不约而同都采用常规的清凉药物给病患服用,然未奏效。张简斋冷静思索,并结合以往的临证心得,毅然另辟蹊径,采用柴胡汤剂,以辛温宣发之法,表里兼治,居然使不少患者沉疴立起。张简斋以解决名医们为之束手的难症而一举成名,从此,他以精湛医术和富有仁爱之心,赢得了病家的广泛信赖。张简斋是老南京们最熟悉的医家之一。

张简斋作为一名优秀的中医临床家,四十余年如一日,从不间断临证医疗,以济世活人为志。同时,他亦曾为中医的生存,中医学术的发展作出过有益的贡献。1929年,国民政府在汪精卫、刘瑞恒、余云岫等人的倡议下,竭力主张废止中医。当时国民政府卫生部正式拟就并通过了"废止旧医以扫除医事卫生之障碍案"。这激起了中医界的强烈反对,全国舆论为之哗然。为抵制国民党倒行逆施,在广大信仰中医的民众支持下,中医界同仁起而抗争,呼出了"提倡国医以抵制文化侵略,提倡国药以抵制经济侵略"的口号。施今墨、张简斋、谢利恒、陈存仁诸公作为中医界的代表,向国民政府请愿,申呈理由,最后取得了胜利,从而使不合国情的议案未能具体实施。

1931 年在南京成立了中央国医馆,由热心中医事业的立法委员焦易堂兼任馆长。中央国医馆以整理中医学术、创办中医教育、出版中医刊物为职责,在保存中医方面发挥了积极作用。至此,中医地位相对合法化。张简斋在这种形势下,不惜自己出资,于 1934 年创办了"国医传习所",延请有专长的中医到校任教,传授中医学术精华;同时亦聘西医专家讲授解剖、生理。张简斋除主持日常校务外,还亲自登台授课。

1937 年,抗战全面爆发,国府西迁。张简斋也随之去了重庆。那时,他医术更臻精湛,临证用药,注重对症,故能因势利导,每以轻灵之药攻病而获验。张简斋每天诊治病者多人,且有深夜出诊的习惯。而诊脉有其特色:左右两手同时为病员丙、丁切脉,一边还口述前面甲、乙两人的脉象及处方,再由侍诊的学生记录,最后由其审批修正。关于这种特技,他的学生傅宗翰说,确有其事,并非夸张。

在渝期间,许多国民党上层人物都曾请张简斋诊治过疾病,其中包括蒋介石、林森、孔祥熙、戴笠等人。当时的国民政府主席林森还亲书"当代医宗"的褒匾,以赞其高明医术。西藏的大喇嘛、云南的龙云、贵州的王家烈还电邀张简斋前往诊病。在繁忙诊疗的同时,张简斋还与承淡安、陈逊斋联办医学讲座,以培养中医人才,提高他们的业务素质。

张简斋不仅活动于上层权贵之间,还躬身服务于普通民众之中。他对赤贫患者实行义务诊疗,有时还在处方上注明免费,让病员能无偿地到他指定的药店取得所需药物,月终由药店和张简斋本人结算。平民之家有请,他亦总是欣然前往,从不嫌其住处污秽,克尽医生职责。

"七君子"之一的章乃器,为支助抗战而兴办实事,着手组建救护伤兵的医疗机构,特邀张简斋出任中医救护大队的大队长,张氏毫不迟疑允诺下来。在红岩参加国共谈判的中共代表团,当有成员遇到危急病症也请他医治时,张简斋从不推辞,不顾涉嫌而一心赴救。为此,周恩来曾多次登门访晤过他。美国《时代》杂志驻华记者白修德(Theodore White)采访张简斋,曾写了一篇专稿《肺与天时地理之关系》。白修德在采访稿里写道,现在重庆最忙的人,不是宋子文(外交部长)、陈诚(军政部长)而是一个名叫张简斋的中医。

张简斋作为一代名医,长期致力于医疗临床,倾注了全部精力,活人无算,功高德厚。繁忙的诊务,使他无暇著书立说,现仅存一本治疗经验方留世。1950 年,张简斋在香港病逝,殡葬时万人空巷,街道两旁的群众向这位名中医表达最后的敬意。

郭受天先生及其主要业绩

徐建云

摘要：简要叙述了郭受天先生的生平，着重介绍了他在中医方面的三大主要业绩：参与筹建中央国医馆，参与创建南京国医传习所，主编中医学术期刊。

关键词：郭受天；中央国医馆；南京国医传习所；南京医药卫生通俗报；南京市国医公会杂志

郭受天先生之生平事略

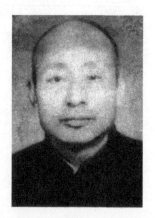

郭受天先生，别号"半聋居士"，他是民国时代南京著名的中医理论家和中医教育家。郭受天生于1885年（另说1888年），卒于1965年。世居南京长乐路张都堂12号。

郭受天曾任中央国医馆理事会常务理事、全国医药学术研究整理委

郭受天

员会常务委员、考试院中医特种考试典试委员、南京市国医公会常务理事、《南京医药卫生通俗报》主编、《南京市国医公会杂志》主编、南京国医传习所教务主任等职。在新中国成立后的20世纪50年代，郭受天出任"西学中讲师团"讲师，并具体负责有关教材的主编工作。还曾以农工民主党党员的身份出任南京市政协委员。历任江苏省中医研究所研究员。退休后还曾任江苏省文史馆馆员。

参与筹建中央国医馆

1930年1月，由裴吉生、蒋文芳、汤士彦等人以全国医药团体总联合会的名义提议，仿照国术馆（即武术馆）例来筹建中央国医馆，并在各省市及海外影响所及之处设立其分馆、支馆。而新组建的中央国医馆将负责制定中医学术标准大纲、统一命名、编审教材等诸项具体事宜。为此，需要相应设立学术整理委员会和编审委员会。关于筹建中央国医馆的提议，得到了国民党要员谭延闿等人的支持。在同年5月7号的国民党中央执行委员会政治会议第226次会议上，就有谭延闿、胡汉民、陈肇英、朱培德、邵元冲、陈立夫、焦易堂等人正式提出了该案。南京政府文官处第389号公函明确提示："奉谕，事尚可行。"[1]这也就是说组建中央国医馆的提案，也已得到了最高行政长官的首肯。同年10月19日，由焦易堂出面邀集了中医药界的有关名流施今墨、郭受天等17人为发起人，会议议定了成立中央国医馆的有关事宜。10月

21日，召开了中央国医馆第一次筹委会，由陈立夫、焦易堂、彭养光、施今墨、郭受天等9人参加。会议确定对全国各地的中医药界的状况做一次调查，以便具体了解这一方面的真情实况，并指定郭受天为南京调查员。1931年1月17日，中央国医馆在南京长生祠1号正式成立（另说在鸡鸣寺脚下）。中央国医馆首届理事会有40人左右，第二届理事会增至110人以上。理事长一直由陈立夫担任，焦易堂任馆长，副馆长为陈郁、施今墨。而在中央国医馆真正主事供职者主要有叶古红、陆渊雷、周柳亭、郭受天、黄竹斋、陈无咎等人。

由此可见，在筹建中央国医馆的具体过程中，乃至中央国医馆正式展开有关活动之时，我们都能真切地看到郭受天先生活跃的身影。所以我们据实认定郭受天参与筹建了中央国医馆，这是名副其实、名至实归而当之无愧的，从中亦可看出郭受天先生的能力和影响是受到广泛认可的。在中医界同仁的眼里，他无疑是精英翘楚。也正因为如此，有关中医的许多重要事务，人们自然会想到郭受天先生，并邀请他合作共事，共襄盛举。郭受天先生也总是不负众望，勇于担当，出色完成有关工作，圆满做好相关事宜。郭受天先生参与筹建了中央国医馆，可以视作其生平的主要业绩。

参与创建国医传习所

要追溯南京国医传习所的创建，就必然要提到郭受天先生。他在民国时代金陵名医们所创办的《南京医药卫生通俗报》第 75 期以及《南京市国医公会杂志》第 7 期、第 82 期上发表文章,就一再呼吁要在国府首都所在地创建南京国医传习所。他先后发表了"论南京筹设国医传习所之不可缓"、"再论南京筹设国医传习所之不可缓"等专论文稿,以引起中医药界和社会各界人士的关注和重视。在文章中,郭受天就诚恳地表示:"南京国医界,素多明达之士,有起而图之者乎?受天虽愚,愿为之执鞭。"[2]他从民国十三年(1924 年)起就开始大声疾呼要创建南京国医传习所,直到 1934 年南京国医传习所正式宣告成立,他的倡议才如愿以偿,成为现实。这一方面说明在那样的社会时代氛围里,要创建培养中医后继人才基地的艰难;另一方面也表明郭先生那样的金陵名医做事之执着,矢志不渝,坚持不懈,锲而不舍地拼搏奋斗,不达目的决不罢休。正是这种"十年磨一剑"的坚守执着精神,不仅令人肃然起敬,而且更值得我们今人认真学习,努力效仿,并发扬光大。

作为中医教育家的郭受天,在南京国医传习所出任教务主任一职,不仅负责学校的教学日常管理事务,而且还立足课堂,在教学第一线承担具体的教学工作,履行着教书育人的神圣职责。从目前所掌握的资料显示,郭受天在南京国医传习所承担中医基础理论的教学工作。他还具有一定的现代西医科学的素养和知识,编写了《病理学正科讲义》,据此可以判定他还承担"病理学"的教学任务。他既搞教务管理,又进行教学,是真正的"双肩挑"。

主编中医学术期刊

《南京医药卫生通俗报》，此为月刊，由医药联合会主办。1916年1月创刊，到1926年12月停刊，共公开发行100多期。郭受天为主编。郭受天自己也不时发表论著，表达自己的学术见解与主张，坚定地维护中医药的独立学术地位。

《南京市国医公会杂志》，此为双月刊，亦是在南京创办。1931年9月开始发行，直至1937年5月停刊。由冯端生、郭受天主编。针对当时社会反中医的浪潮，郭受天针锋相对，力挺中医，坚决维护和捍卫中医的学术地位和生存发展。

创建中医学期刊，不仅为中医药界同仁提供了一个相互交流学术、切磋临证经验的平台，而且更重要的是拥有一个宣传中医药、展示中医药的窗口。这种坚守阵地，保存国粹的良苦用心是感人至深的。当然，作为中医专家，郭受天先生本人亦不时在《南京医药卫生通俗报》、《南京市国医公会杂志》上发表学术论文，亮明自己的观点。同时，作为主编的他还对发生的医事撰写评论，捍卫中医药学的生存发展，充分发挥了学术期刊作为舆论宣传工具的作用。这同样是值得我们铭记的。

在杨伯雅先生的大客厅里，郭受天经常坐镇在那里，处理着南京市国医公会的有关事务，也时常接待中医界同道的来访。毫不夸张地说，那里就是郭受天的临时办公室。为此，郭受天几乎停止了自己的诊疗活动。后来又在南京国医传习所担负教务主任,更是忙碌。郭受天诚恳地表示:行中医以救世,讲医学以寿世,著医书以传世。"三世主义"就是郭受天先生为人处世的毕生追求和真实写照。

参考文献

[1] 赵洪钧.中西医论争史[M].合肥:安徽科学技术出版社,1985.

[2] 郭受天.再论南京筹设国医传习所之不可缓[J].南京市国医公会杂志,1932(7):3

张简斋杂病治疗中顾护脾胃特色浅析

顾亦斌　鲁晏武　徐建云

摘要：张简斋,民国著名中医,金陵医派的奠基人,医术精湛,有"当代医宗"之美誉。脾为后天之本,气血生化之源,张简斋临床治疗内伤杂病多注意顾护脾胃,除在治疗药物中加入符合患者症情的健养脾胃之药以外,他还善用陈葫芦瓢、黍米、谷麦芽等药物代水煎药,以和中固本,促进脾胃吸收,增强药物疗效。这些方法对于指导当今临床杂病的调护,应有裨益。

关键词：杂病；中医药疗法；顾护脾胃；张简斋医案；民国；南京

张简斋是民国著名中医,金陵医派的奠基人,医术精湛,在内、外、妇、儿、耳鼻喉、眼科等疾病治疗方面颇有建树,有"当代医宗"之美誉。笔者研读《张简斋医案》(以下简称《医案》),发现其治疗内伤杂病时慎护脾胃,现总结如下,冀与同道交流。

一、内伤脏腑，方药慎护脾胃

脾胃是人体后天之本，气血生化之源，机体脏腑的濡养皆赖于脾胃运化。脾胃功能正常则气血充盛，正气足以抵制外来邪气，一旦脾胃功能失常，则气血生化乏源，正气无力御邪。张简斋遵从"人以胃气为本"，"得谷者昌，失谷者亡"的要义，在治疗杂病用药时不忘顾护脾胃，其常用药为炙甘草、陈皮、扁豆、淡姜、当归、白芍、黄芪、党参、升麻、柴胡、白术等，其中炙甘草、淡姜尤为多见。现就其相关医案简析如下。

1. 心脾两虚，益心养脾

《医案》载："经停八月，偏右腹间有不规则之疼痛。眠食二便尚正常。"[1] 证属：心脾失养，气血两虚。治法：调和心脾，补气益血。方选归脾汤加减。处方：

柴胡，秦归，甘草，白芍，于术，木香，枣仁，茯神，远志，龙眼，合欢皮，萱草，淡姜。

按：《素问·阴阳别论》曰："二阳之病发心脾，有不得隐曲，女子不月。"[2] 病起于忧思劳神，七情怫郁，致心脾受累，火郁气结，营阴耗伤，张氏认为不可妄加攻伐，并遵《内经》之意，用调和心脾之剂。龙眼、秦归补益心血、养血安神；于术益气健脾；柴胡、木香、合欢皮、萱草理气醒脾，则补而不滞；枣仁、茯神、远志宁心安神；甘草、白芍益气补中，调和诸药；淡姜调和脾胃，以资生化。

2. 肝木犯土，疏抑和中

《医案》载："刘石，肝脾不和，营血大虚。脘腹串胀。服药稍减，纳食渐甘。双下肢浮肿。面黄，心悸，胸闷，带下，大便溏解。脉微弦濡滑。"[1]证属：肝郁脾虚。治法：抑木扶土。方选逍遥散合二陈汤加减。处方：

柴胡，当归，桂枝，甘草拌白芍，法半夏，橘皮白，吴萸拌枣仁，木香，枳壳伴于术，煨姜，小橘饼。

按：肝主疏泄，调畅气机，促进脾升胃降。肝失疏泄，经气郁滞，则脾胃失和，气机不利，出现脘腹串胀、胸闷心悸；肝的疏泄功能失常，肝气横逆犯脾，脾虚则水谷运化无常，气血乏源，不能上荣头面故面黄；脾虚气滞湿阻，故出现下肢浮肿、带下、便溏等。方中当归养血活血；吴萸拌枣仁扶助阳气，滋养气血；桂枝、甘草拌白芍、煨姜调理脾胃，振奋脏腑功能；法半夏、橘皮白畅中和胃，燥湿止带；柴胡、木香、枳壳拌于术、小橘饼疏肝顺气，调和肝脾。肝脾同调可从根源防范疾病的继续蔓延，以保护未病之脏腑。

3. 脾肾气焰，温肾健脾

《医案》载："张媪，小溲困难，淋沥不畅。病经两月，遍治无效。近日溺中夹红，腹胀且坠，脉小，苔白腻。辛劳中虚，开阖失利。"[1]证属：肾阳不足，脾虚气焰。治法：温肾健脾。方选补中益气汤、五苓散、滋肾丸、金匮肾气丸加减。处方：

蜜炙升麻,炒柴胡,秦归,黄芪,党参,土炒白术,陈皮,五苓散(布包入煎),滋肾丸(布包入煎),金匮肾气丸(布包入煎),怀膝,牡蛎,建泽泻。

按《素问·六微旨大论》曰:"出入废则神机化灭,升降息则气立孤危。"[2]治病必晓升降开合之道。小溲困难,淋漓不畅,究其原因为肾阳无力温煦,脾虚气陷,膀胱化气不利,下焦气陷所致。方中升麻、炒柴胡风药上行,升提清阳;古人云:"补脾不若补肾,补肾不若补脾",张氏深知脾肾相关之理,故以秦归、黄芪、党参,土炒白术、陈皮补养脾胃气血;滋肾丸滋肾化气通关;金匮肾气丸温补肾阳;五苓散、怀膝、建泽泻助阳化气,导下利湿;牡蛎收敛固涩。全方标本兼治,脾肾同调,思虑周全。

二、扶助药力,善用代水煎药

中医讲究药物的煎煮方法,这对于中药药效的发挥和患者病情的好转有重要影响。张简斋曾言:"不论任何疾病的患者,医生首先不能使其因服方药后而致胃纳有所呆滞,特别是对内伤杂病的调补,更应该注意及此。"[3]纵观张简斋的临证医案,凡遇久病或素体虚弱之人,多以药食两用的平淡之品煎汤代水,因其性质平和而不滋腻,可和中固本,促进脾胃吸收,增强药物疗效。常用药如陈葫芦瓢、黍米、谷麦芽、伏龙肝、小麦、煨姜、红枣、荷叶露、橘饼等。兹举三例代水煎药病案分析如下。

1. 体虚不足，巧护脾胃

《医案》载："朱君，27岁，肺肾不足，易于咳嗽。经治咳止，体虚未复。肌瘦纳少，午后身疲，劳则心悸，脉弦小数。"[1]证属：肺肾久虚，心脾受损。治法：和养肺肾，安神宁心，方选：麦门冬汤合二陈汤化裁。处方：

丹参，寸冬拌法半夏，苓神，甜杏仁，桔梗，枣仁，远志，甘草，橘络白，大贝，牡蛎。另小麦、谷芽先煎。

按：肺肾亏虚，气机升降失司，咳嗽易作，肺肾亏虚日久，宗气生成不足，使血行无力，心脾失养，劳则心悸、身疲、肌瘦，一派体虚之征。肺失宣降，气机不畅，脾弱水湿不运，肾虚蒸化不及，痰湿内生。故以寸冬拌法半夏养阴润肺，降逆下气，补而不滞，且肺为肾之母，润肺阴能养肾阴；桔梗、甜杏仁一升一降，斡旋气机；苓神、丹参、枣仁、远志宁心安神；橘络白、大贝、牡蛎理气和胃，燥湿化痰；甘草滋阴益气和中。全方诸药并用，滋养肺肾、心脾，理气化痰而不滞。

《本草再新》中载小麦能"养心，益肾，和血，健脾"，《本草备要》记载谷芽可"开胃快脾，下气和中，消食化积"，考虑到患者素体虚弱，脾虚运化失职，故以二药代水煎药，稳固后天之本，以助生化之源。

2. 助阳止泻，重视脾胃

《医案》载："严左，40岁，胃阳肾火不足，蒸化力弱。上则口犯冷感,呕恶吐酸。下则腹胀,便溏,鸣响鼓荡。脉浮畏冷,不渴不食。脉濡小而迟。病经半载。"[1]证属:胃肾阳虚,无力温煦。治法:助阳暖胃。方选大建中汤合理中汤等化载。处方:

附片,桂木,草炭,党参炭,白芍,法半夏,云茯苓,蜀椒拌乌梅炭,于术炭,淡姜,橘皮白,巴戟天,牡蛎。另黍米、谷麦芽先煎取汁代水煎药。

按:胃为水谷之海,仓廪之官,肾为先天之本,对胃的受纳腐熟功能有蒸腾气化作用。患者病情迁延日久,胃肾阳虚,则胃的受纳腐熟功能减弱,胃失和降。故须在温肾助阳的同时注意温胃散寒。方中附片、桂木、巴戟天温肾散寒;草炭、党参炭健中益气;淡姜健中暖胃;法半夏、云茯苓、橘皮白理气和中;白芍、蜀椒拌乌梅炭、于术炭、牡蛎温化寒湿,收敛止泻。辨证精准,药证合拍。

《饮膳正要》谓黍米"主益气补中,多热,令人烦";《本草新编正要》言麦芽"尤化米食",与谷芽合用健脾开胃,和中消食。患者胃阳肾火不足,蒸化力弱,腐熟无力,故以黍米、谷麦芽代水煎药,振奋脾胃之气,以防服药增添患者脾胃负担。

3. 燮理阴阳,不忘护胃

《医案》载:"史童,16岁,风疹后心营不和,气阴两虚。人日消瘦,夜寐汗出淋漓,溲溺亦多,脉弦不和,势恐增咳入损。"[1]证属:心营不和,气阴两虚。治法:调和心营,燮理阴

阳,方选桂枝加龙骨牡蛎汤和沙参麦冬汤化裁。处方:

桂枝,龙骨,牡蛎,甘草,白芍,沙参,川斛,法半夏,茯神,地黄,生芪,橘白。另黍米、小麦、谷芽、糯稻根须、小红枣煎汁煨药。

按:心藏神,心营不和则心神涣散,不能司窍,故多溲溺;气阴两虚则机体失于濡养,日渐消瘦;风疹后阴阳失调、腠理不固而致汗液外泄,故夜寐汗液淋漓。方中桂枝、白芍通阳固阴;甘草和中、上焦之营卫,使阳能生阴;龙骨、牡蛎安神宁心;配合生芪加强止汗之功,且生芪亦能益气固表,利水泻湿;地黄、沙参、川斛凉血益阴;法半夏、橘白温散宣通,开胃行津,使补而不腻。诸药合用,阴阳得调,心营得和。

黍米健脾益气;谷芽健脾开胃,和中消食;《本草再新》中载小麦能"养心,益肾,和血,健脾";糯稻根须养胃阴,除虚热止汗,小红枣健脾益气补血。上药煎汁,既能健脾养心,又照顾夜寐汗出等症,标本同调。

三、结语

张简斋临证精通立法,师古而不泥古,重视后天之本,治疗几乎不离顾护脾胃,用药鲜有纯下猛攻之品。观其选方用药,精纯醇和,轻灵平淡,故而药效卓绝。此外他还注意因时制宜、因地制宜、因人制宜,倡导饮食护胃,情绪调摄,疏肝理气,抑肝扶脾等。治疗理念既包含了既病防变,先安未受邪之地的理论,又与现代医学生理—心理—社会医学模式不谋而合,即从生理、心理状态和社会功能等多方面综合提高患者生存质量,充分体现中医传统理论精髓。这为当今中医治疗杂病树立了典范。

参考文献

[1] 邹伟俊.张简斋医案.南京:江苏科学技术出版社,2012.

[2] 黄帝内经素问.北京:人民卫生出版社,2012.

[3] 王祖雄.张简斋先生治病经验简介.中医杂志,1962(11):20.

张简斋治疗咳血之学术思想探析

李　剑　徐建云

摘要：张简斋是民国时期著名医家，医术超群。通过分析其治疗咳血的医案，探究其诊疗思路以及治疗特色。他重视人体气机升降开阖，顾护脏腑，尤重脾胃。与历代大多医家纯以火立论不同，简老主要从脏腑辨证角度诊疗咳血，治疗以通降和养为用，绝少使用寒凉止血消瘀以及碍胃滋腻之品；另外，他还强调四时节令因素对人体的影响，善治未病并且认为膳食方式以及情绪的改善对于咳血治疗胜似药饵。

关键词：张简斋；咳血；中医病机；辨证施治

张氏家族世居南京秦淮，医术一脉传承，至张简斋一代形成之"国医医术"在民国时期备受推崇。张简斋自幼接受庭训，在其父张厚之的指点下学医，勤恳踏实，用心钻研。作为金陵医派奠基人的张简斋生前行医四十余载，临证经验颇为丰富，却耽于诊务，未曾提笔著书立说。研究简老临证思想,资料极其匮乏,唯有从邹伟俊先生整理的《张简斋医案》一书入手。笔者在研读医案时,发觉简老诊疗咳血方面颇有心得,独具匠心。医案叙述虽简,只言片语中仍可捕捉到简老的一些辨证以及诊疗思路,现整理如下。

一、咳血机理

离经之血经咳随痰而出即为咳血,多见痰血相间或痰中带血,也有痰量少血量多乃至咳鲜红纯血者。历代许多医家论治咳血,多归因于火,而不必分论脏腑。如清代医家陈修园认为"凡治血症,以治火为先",又曰"凡吐血、衄血、下血,一切血症,俱不必琐分,惟认其大纲,则操纵自如"。而简老则擅于运用脏腑辨证论治咳血。咳嗽与咳血紧密相连,正如清代医家唐容川于《血证论》中论述:"病虽由于他脏,而皆在于肺,此肺之所以主咳嗽也。人必先知咳嗽之源,而后可治咳血之病。盖咳嗽固不皆失血,而失血则未有不咳嗽者。"肺为华盖,覆盖于其他脏腑之上,故凡其他脏腑之气皆能上冲于肺,影响肺宣肃功能而致咳。《黄帝内经》云:"五脏六腑皆令人咳,非独肺也。"由此看来,从脏腑角度辨治咳血自有其理论依据,简老咳血医案中常常可见"肝旺肺弱。木扣金鸣"、"肺肾不足"等词。

1. 咳血与肺之关系

唐容川曰:"肺主气,咳者气病也,故咳血属之于肺。"人一身之气皆为肺之所主,无论外感抑或内伤均可引发肺失宣肃,制节不行,气上逆作声而咳,血随气上逆而咳出。另肺喜润,肺体常有津液,如肺中津液不足,肺阴虚损,火郁于内,火热迫血妄行,血热则流速加快,溢出脉外遂成离经之血。

2. 咳血与肝之关系

肺为娇脏,喜润恶燥,如若肺阴已伤,金不制木,木火旺盛则又刑金,肺失清肃,上逆而咳,肝失藏血之责,血无所归,引发咳血。唐容川认为:"肝主藏血,血生于心,下行胞中,是为血海。凡周身之血,总视血海为治乱。血海不扰,则周身之血无不随之而安。肝经主其部分,故肝主藏血焉。至其所以能藏之故,则以肝属木,木气冲和条达,不致遏郁,则血脉得畅。设木郁为火则血不足,火发为怒则血横决⋯⋯"

3. 咳血与肾之关系

肾脏亦与咳血相关。明代医家张景岳于《景岳全书》中论曰:"⋯⋯咳、嗽、咯、唾等血,无不有关于肾也⋯⋯苟欲舍肾而治血,终非治之善者。"气主于肺而根于肾,肾水亏耗,阴虚火盛,化气无源,是以气短而喘,血随火沸,离经妄行。肾虚不能摄纳,气逆于上,血随气升,喘咳而出。

4. 咳血与脾胃之关系

《黄帝内经》论及咳曰:"此皆聚于胃,关于肺。"肺经起于中焦,中焦乃脾胃所在,叶天士认为:"脾宜升则健,胃宜降则和。"脾胃为气机升降枢纽,如若胃气壅滞又或通降无力,造成气机不利,上关于肺,则上逆作咳。脾主统血,血营运全身,全有赖于脾,如若脾气大虚、统血不利,血不归经,亦可造成气不摄血等证。气为血之帅,气虚则不能摄血;血为气之母,气可因血去而损伤,气愈伤则血愈溢。如此,则血证缠绵难愈,稍劳即复也。

二、咳血治则

1. 通降和养为用

简老曾曰:"病治必明升降开阖,方为上工。"所谓升降开阖无非气机也,因气机上逆作咳,则血不循环经络随气而升,则法治咳血必先治咳。明代医家孙一奎曰:"咳止而血亦止也。"叶天士认为治疗血证"大旨以上焦宜通……",简老治疗咳血总体思想于叶天士甚为切合,又由于脏腑功能不利皆可引发咳血,其治疗咳血原则以通降为用,着力和养顾护脏腑。

2. 绝少使用寒凉止血之品

叶天士曰:"凡寒凉止血理嗽,不但败胃妨食,决无一效。"简老亦深谙此道,认为"人以胃气为本,胃者水谷之海,得谷者昌,失谷者亡"。对于脾胃要时时顾护才是,寒凉止血之药易伤脾胃,脾胃既伤,则统血失职,失血加重。且血遇寒则凝,血止之后容易留瘀。

3. 绝少使用滋腻之品

气为血帅。推动血液运行,脾胃乃气机升降枢纽,则血之运行上下,全赖于脾胃。而咳血患者,往往体内痰湿亦盛,湿滞容易造成血瘀;脾又为后天之本,气血生化之源,如若湿邪困脾,则气血生化无力,于血证治疗尤为不利。因此治疗血证不宜过多使用滋腻之品。简老生前尝教导门人,"不论任何疾病的患者,医生首先不能使其因服方药后而致胃纳有所呆滞,特别是对内伤杂病的调补,更应注意及此"。

4. 重视天人合一整体观

简老重视四时节令因素对人体影响,医案中常可见到"值此秋燥,气阴不及"、"秋燥复发"、"溽暑灼金"等字样。由于四时生气不同,因而人体所感受的致病外邪亦有区别。因咳血主要责之于肺,肺喜润恶燥,偏偏秋燥之气最易伤肺阴,而夏日炎炎火气灼肺,而肺又为娇脏,无论外感内伤,一旦伤其津液,阴虚火动,伤络出血。

5. 治未病思想

诊疗过程中,即便患者此时并未咳血或出血,而简老有此顾虑之时,如"近恐失血,远虑入损",都会依照其治疗咳血原则遣方以预防出血。失血则营血耗伤,气随血耗,久则气血两虚,愈发难治。在疾病尚未发生之时就介入治疗,体现了治未病的思想。

6. 调理膳食方式及情绪

膳食方式以及情绪之改善对于疾病的治疗以及预后都有积极影响,简老认为"茹素怡情,胜似药饵"。疾病可由饮食以及情志失宜引发,反之调节饮食与情志亦可疗疾,岂独药饵哉? 毕竟药饵为刀刃也,用之不当亦可伤人。

三、辨证施治

1. 肝旺肺弱

证见"脉弦"以及"季肋作痛",又或情志拂郁,简老常辨证为"肝旺肺弱"(木火刑金)。曾经跟随简老侍诊多年的著名中医内科专家王祖雄总结简老治疗本证的基本方为"和畅舒化方",用以降气疏肝、化痰止咳止血。全方如下:旋覆花一钱五分(约 5 g)、法半夏三钱(约 9 g)、苏桔梗各一钱二分(约 4 g)、秦归须二钱(约 6 g)、赤苓神(赤茯苓和赤苓神)各二钱(约 6 g)、生甘草八分(约 2 g)、元白芍二钱(约 6 g)、橘皮络各一钱二分钱(约 4 g)、须麦芽二钱(约 6 g)、桑寄生四钱(约 12 g)、白蒺藜二钱(约 6 g)。全方用药十分轻灵,以燥湿化痰、理气和中的二陈汤为衬方,只因简老"主张胃以通和为贵(按此'通和'二字,是指在处方用药时,不使其有所滞塞之意)。盖胃气得到通和,则处方用药更能发挥作用"。明代医家李梴认为:"血病每以胃药收功,胃气一复,其血自止。"旋覆花、法半夏、麦芽降气平喘止咳；白芍、白蒺藜主平抑肝阳；桔梗、橘皮络宣肺祛痰止咳；秦归须活血通络补血；赤苓神健脾宁心，《临证指南医案》中提及"茯苓入阳明，能引阴药入于至阴之乡"咳血必由气机上逆所致，所以治疗本证咳血除调畅肝肺气机之外，亦需健脾胃以利气机升降，茯苓入阳明主通降，其引降气机之功甚卓；桑寄生主补肝肾；"轻用水炙甘草，亦避其甘以壅满"来调和诸药。简老此方五脏皆有顾护和养，尤重脾胃，考虑甚为周详。观此方并无一味寒凉止血药抑或收敛固涩药，反以降气行气活血药居多，且药性大多偏温。王祖雄言及此方能治疗多种咳血。笔者观之简老医案，发现确实如此。此方虽为治疗肝旺肺弱型咳血而设，但遣方用药符合简老治疗咳血的总体原则，且五脏皆有顾护，实际在临证时只需随证加减即可。所以本方主药常常可以在其他证型中见到。

2. 肺肾不足

咳血医案中如见"咳血久久不已，渐至喘息碍卧"或"逐渐由咳而喘"字样，简老往往归于"肺肾不足，气失肃纳，因为之喘"。治疗方面，依然遵循前述之通降大原则，拟"清肃摄纳并进"，仍以"和畅疏化方"打底，加入蛤壳，坎脐（坎炁）、牡蛎补肾平喘、降逆化痰；七味都气丸补肾纳气。唐容川认为："此丸（七味都气丸）用六味地黄汤补水以保其气，利水以化其气，加五味收敛以涵蓄其气，则气自归元而不浮喘。名曰都气，谓为气之总持也。肾气丸为阳不足者立法。此丸为阴不足者立法。"如患者已然出现面浮、腹胀、足肿等水湿停留之阳虚证,则施以金匮肾气丸。

3. 气不摄血

如患者咳血"因劳而复"或"稍劳尤甚",简老辨为"气不摄血"。劳者,劳其神气也。简老于此证拟益气摄血和养,在"和畅疏化方"的基础上加以黄芪。遣用黄芪针对主证以补中益气摄血。《本草新编》论及黄芪"专补气……其功能甚多,而其独效者,尤在补血……盖气无形,血则有形。有形不能速生,必得无形之气以生之。"气血兼补,用治气虚类失血,甚为得当;加入酸枣仁、远志、合欢皮、菖蒲宁心安神,针对心气虚引起心悸失眠而设。如果气阴两虚之证明显,则可于原方之上增沙参、麦冬、阿胶珠治以柔养。

4. 随证加减

临证时,简老针对咳血患者肺阴虚损火旺之证,常常会加沙参、麦冬、百合以和养肺阴,枇杷叶清降肺热。遣以地黄或地黄炭来补肝肾,养血止血,"为避其滋腻滞胃,亦往往仿照前人医案中配以化痰散结之品以使用",常常用蛤粉拌炒。如咳血量多可适当加以藕节或藕节炭止血化瘀。咳甚可加紫菀、白前、百部、川浙贝、杏仁、枳壳下气消痰止咳。

四、结语

简老治疗咳血以通降和养为主,擅于从脏腑辨证角度论治咳血,绝少使用寒凉止血以及碍胃滋腻之品。不仅重视后天之本脾胃,对于五脏实则皆有顾护到位。其遣方用药一大特色就是遣方药量甚小,轻清灵动。笔者认为,药量少,要想达到预期治疗效果,对于辨证则要求精准,遣方用药准确。简老治病最重气机,用药轻灵,四两拨千斤,调畅气机,可谓妙哉。其治病善顾护脾胃,脾胃乃后之本,后天之本已固才可化生气血以养五脏,脾胃中气健旺才有生机可言,这一点对临床有指导意义。作为金陵医派奠基人的简老诊疗咳血思想博采各家所长,然个人特色亦十分鲜明,遵循古法而又拘泥于此,非常值得后世学习与研究。

参考文献

[1] 陈修园.医学从众录[M].北京:中国医药科技出版社,2012.

[2] 唐容川.血证论[M].北京:中国医药科技出版社,2011.

[3] 张景岳.景岳全书[M].北京:中国医药科技出版社,2011.

[4] 叶天士.临证指南医案[M].北京:人民卫生出版社,2006.

[5] 卢祥之.医坛百影:名中医医论阐挥(一)[M].北京:人民军医出版社,2013.

[6] 孙一奎.医旨续余[M].北京:中国中医药出版社,2008.

[7] 王祖雄.张简斋先生治病经验简介[J].中医杂志,1962(11):21.

[8] 李梴.医学入门[M].北京:中国医药科技出版社,2011.

[9] 陈士铎.本草新编[M].北京:中国医药科技出版社,2011.

浅析张简斋治疗水肿特色

李 剑 徐建云

关键词：张简斋；水肿；特色；分型；风水；脾肾阳虚；中虚水肿

张简斋（1880—1950），民国时期著名中医临床家，金陵医派奠基人，二十年代末行医于南京、重庆等地，共计四十余载，一生积累了许多宝贵的临证经验。1925年春夏之交，张简斋以柴胡汤剂辅以辛温宣散之法治愈了时染温病的患者甚众，一时间声名鹊起。自此，简老凭借自身精湛的医术蜚声中华医坛。然而颇为遗憾的是，由于简老生前诊务繁忙，未曾腾出时间撰书立说，研究简老临证经验就唯有从王祖雄先生搜集整理的《张简斋经验处方集》以及邹伟俊先生整理的《张简斋医案》两本书入手。通过研读其治疗水肿方面的方药和医案，笔者发现简老治疗水肿方面颇有特色，值得探究。

一、水肿分型

水肿为体内水液潴留，泛溢肌表，是以头面、眼睑、四肢、腹背,甚至全身浮肿为临床特征的一类病证。

1. 风水

"风水是水肿病证候类型之一,主要表现为浮肿,肿势偏于头面特别明显,伴有脉浮、发热恶风、骨节疼痛等症状。"风水病名的提出最早见于《黄帝内经》。其实质大致相当于现今西医所指的急性肾小球肾炎。《素问·水热穴论》曰:"勇而劳甚则肾汗出,肾汗出逢于风,内不得入于脏腑,外不得越于皮肤,客于玄府,行于皮里,传为胕肿,本之于肾,名曰风水。"劳欲无度,引发肾气骤虚,汗出淋漓则腠理大开,倘若此时复感于风寒之邪,邪留肌腠,则余汗尚未出尽而排出无路,溢于肌表,因本病从风而水,为在表之邪与在里之水湿合而为病也,故名风水。风为阳邪,则风水水肿易先上泛于头面部,又善行数变,则风水起病急骤,终至遍身肿甚。

曾经侍诊简老多年的著名中医内科专家王祖雄先生总结其治疗风水溢于肌表的基本处方为"疏导消肿方",用以祛风利水消肿。适应证为头面周身肌肤浮肿,小溲不畅之实肿。全方如下:羌活八分(约 2 g)、独活一钱二分(约 4 g)、生薏仁四钱(约 12 g)、赤猪苓各二钱(约 6 g)、防风己各一钱二分(约 4 g)、炒怀膝一钱五分(约 5 g)、炒赤芍二钱(约 6 g)、炒茅术一钱五分(约 5 g)、炒木瓜二钱(约 6 g)、炒建泻一钱五分(约 5 g)、橘皮络各一钱二分(约 4 g)、生甘草八分(约 2 g)、法半夏三钱(约 9 g)、淡生姜各五分(约 1.5 g)。全方用药十分轻灵,用量均未超过 10 g,由九味羌活汤合五苓散化裁而成。对于风水而言,消除水肿症状应为治疗重中之重,由此方所见,简老治疗风水方法不外乎将发汗解表以及利水祛湿两种治疗途径相结合,亦符合《素问·汤液醪醴论》最早提出治疗水肿的基本原则,即"开鬼门,洁净府"。"开鬼门"即为发汗以宣散表邪,"洁净府"则为通利膀胱之意。"邪在外表,伤及肺系,引起的肺卫表证可用汤药浸渍以使其汗出,使外表之邪,通过发汗,使其外泄。"而膀胱为津液之府,通利小便则水邪得以泄之。

从仲景六经辨证的角度来看,风水当属风寒之邪侵犯机体太阳寒水层次,令水气不得外越而致水肿。九味羌活汤一方源自易水学派创始人张元素,记载于元代医家王好古的《此事难知》一书中。此方专为治疗太阳表证而设。羌活,乃风药也,入太阳经,主一身之上,散太阳在表之寒湿,为祛风、散寒、除湿之要品,其性小无不入,大无不通,既能散肌表八风之邪,又可疗周身百节之风痛。防风乃太阳本经之药,归类为辛温解表剂,为诸风药中之军卒,也即可为其他药所用而听令,从属各引经之药,则全身上下无所不达。《此事难知》谓苍术"别有雄壮上行之气,能除湿,下安太阴,使邪气不纳,传之于足太阴脾"。湿去则脾脏最受其益,《素问·至真要大论》有"诸湿肿满,皆属于脾"之说。脾属阴土,如水气过盛,土不制水,则水湿泛滥。甘草能缓,用以调和诸药。细辛"治足少阴肾经头痛"、川芎"治厥阴头痛在脑",香白芷"治阳明头痛在额"、生地黄"治少阴心热在内"、黄芩"治太阴肺热在胸"。九味羌活汤方中诸药,简老只选取了四味药,即羌活、防风、炒茅术(即苍术)和甘草,然已牢牢把握住了治疗太阳经病证以及水肿症状的主要原则,亦领会到了九味羌活汤发汗祛湿作用之精髓,而九味羌活汤中其他用药如细辛、生地黄等应仅为循经用药之示范尔,可酌情随病症加减。非但如此,简老在"疏导消肿方"中还加入了独活,独活善行下焦,长于祛风胜湿,通痹止痛,与羌活合用可加强本方祛风解表,除一身之湿的功效。防己入肾经以逐湿退肿,通利二便,为治疗风水之要药。《药品化义》一书认为赤芍药"以其性禀寒,能解热烦,祛内停之湿,利水通便⋯⋯"。

五苓散功用主要为温阳化气、利水行湿。简老选取五苓散方中泽泻、猪苓、茯苓(简老方中用赤茯苓)入本方,以利小便祛湿。简老选取苍术(方中用炒茅术)替换五苓散原方中白术用以燥湿健脾,因白术性善补,守而不走;而苍术性善行,走而不守,比较二者在泄水开郁方面之功效,苍术显然更胜一筹。桂枝温阳利水还可发汗解肌,而简老方中并未选用,想来简老构建此消肿方所秉持的理念也应参照了九味羌活汤的立方准则。对于太阳经表证的治疗,《此事难知》有言:"经云:有汗不得服麻黄,无汗不得服桂枝。若差服,则其变不可胜数,故立此法,使不犯三阳禁忌。解利神方。"羌活、防风合用即可解散风寒湿闭,且不受病症有汗无汗之限制,使用起来颇为平稳且安全有效。选取生姜亦因其有宣散之功,正如《本草新编》所言:"生姜性散,能散风邪,伤风小恙,何必用桂枝。"而简老方中另选取生薏仁健脾渗湿、木瓜性温能散湿、炒制怀牛膝还可针对肾气骤虚以达补益肝肾,强壮筋骨之功效。

除此之外,本方还以燥湿化痰、理气和中的二陈汤为衬方,这也是简老用药遣方的一大特色,因其"主张胃以通和为贵(按此'通和'二字,是指在处方用药时,不使其有所滞塞之意)。盖胃气得到通和,则处方用药更能发挥作用"。皆因脾胃为后天之本,即便汤药入腹尚需经过脾胃运化方可发挥药效,故而胃气不可不通也。而且为防止部分草药药性寒凉碍胃,简老还选取其炒制品入方中,可见其时刻不忘用药之时顾护脾胃之用意。纵观简老所拟此方,虽则表面看似平淡且稳健,然细细分析之,实则用意颇深。

风水病甚还会伴有咳喘症状,只因"风水因肾虚汗出受风邪所致,一方面风邪迫肺,使肺气上逆,引起咳嗽;另一方面,肾虚水饮内停,水饮上逆犯肺,出现咳、喘症状。"观简老治疗风水病之医案,若患者兼有咳喘或者顾虑其喘变之际,亦会直接遣以解表化饮、止咳平喘的小青龙汤加减以先开鬼门,正所谓急则治标是也。

2. 脾肾阳虚,寒湿留着

南宋医家严用和认为,"水肿为病,皆由真阳怯少,劳伤脾胃,脾胃既寒,积寒化水。盖脾者,土也;肾者,水也。肾能摄水,脾能舍水。肾水不流,脾舍埋塞,是以上为喘呼咳嗽,下为足膝胕肿,面浮腹胀,小便不利,外肾或肿,甚则肌肉崩溃,足胫流水,多致不救。"脾主运化,肾主气化。肾阳乃坎中真阳,也即人身真阳,如若真阳虚衰则坎火不温,不能上蒸以温煦脾土以致脾胃虚寒。如进一步劳伤脾胃,则脾胃更虚,则水湿运化不力。又因肾阳虚衰,此时肾但能摄水却无力化水为气,有水无火,水自难化,以致水湿停聚中州,外溢肌肤,泛滥全身,小便短少,遂成水肿。

王祖雄先生总结简老治疗脾肾阳虚型水肿的基本处方为"温补导化方",用以温补脾肾、导湿消肿。适应证为腹胀足肿乃至连及肾子、小溲短少之虚肿。全方如下:炙桂木一钱五分(约 5 g)、生熟薏仁各三钱(约 9 g)、法半夏三钱(约 9 g)、熟附片二钱(约 6 g)、炒怀牛膝一钱五分(约 5 g)、云苓三钱(约 9 g)、炒于术二钱四分(约 7 g)、车前子二钱四分(包)(约 7 g)、陈皮一钱五分(约 5 g)、巴戟天二钱(约 6 g)、炒建泻一钱五分(约 5 g)、甘草八分(约 2 g)、金匮肾气丸炒黑存性一两(包煎)(约 30 g)。本方为济生肾气丸合真武汤加减而成,依旧由二陈汤打底。济生肾气丸主补肾温阳,利水退肿,是在金匮肾气丸的基础上加入牛膝和车前子两味药组成。简老并未选取济生肾气丸原方中的熟地、山茱萸、山药和丹皮,熟地益精填髓,但药性滋腻有妨中运、山茱萸补益肝肾,惟收敛固脱之性颇强、山药生津益肺,补肾涩精、丹皮性质微寒,以上皆不利于方药导湿功效的发挥,况且针对脾肾阳虚水肿,应当更加注重温补脾肾才是,故而去除这几味药亦在情理之中。简老曾言:"譬如有人脾肾阳虚、蒸化力弱,其调剂之法,应在加强热力,以助消化机能,使食饮所入,足以吸收蒸变……"炙桂木助阳化气、熟附片补火助阳、巴戟天补肾阳强筋骨,祛风湿,三者共奏温补之功。生熟薏仁、炒建泻、炒于术、云苓、车前子利水渗湿、炒怀牛膝入肾,可引诸药下行,疗下肢水肿严重之症状。方中还将一两金匮肾气丸炒黑存性包煎,此法甚妙。中药炒黑后药物温热之性增强,寒凉之性减低;同时可减弱补药滋腻碍胃之性,使之补而不腻。如此对于治疗本证水肿而言,益处颇多。而一向用药轻灵的简老甚至使用了一两金匮肾气丸的剂量,实属罕见。

3. 中虚水肿

若患者出现神疲,纳呆,面肢浮肿症状,知当属中虚气弱型水肿。中土亏损,脾气虚衰则运化失健,不能制水,则水渍妄行。简老对此证予以补益之法,施以小建中汤加减治以温中补虚、健运中焦。"小建中汤由桂枝汤变化而来,桂枝汤既发表解肌又能调和脾胃阴阳,芍药味酸柔肝缓急止痛,加饴糖味甘大补中土。"金代医家成无己认为,"脾者土也,应中央,处四藏之中,为中州,治中焦,生育荣卫,通行津液。一有不调,则荣卫失所育,津液失所行,必以此汤温建中藏,是以建中名焉。"所谓建中者,顾名思义,建立中焦之脾土也,小建中汤扶植中土,中气既不虚则脾旺健运,水肿自消。又由于脾为后天之本，气血生化之源，如脾虚则容易引起血虚，简老会适当加以当归补血和血。而露天鞠、谷芽功可消食、健脾开胃，二药同用以改善纳呆症状。

二、讨论

张景岳认为："凡水肿等证，乃脾肺肾三脏相干之病……今肺虚则气不化精而化水……"从气水转化的角度，如真阳虚衰，水不化气，必会导致水液停滞。肾阳虚亦会导致脾阳虚，脾气虚衰，转输运化不利，水湿亦会停滞。而肺主气行治节，水液所行之气均统属于肺，肺气不行水液无法顺利从膀胱导出，则水液泛滥全身。然而针对水肿病证而言，遍观简老医案，论治水肿病因之时似乎并未对肺脏多有着墨。

笔者认为部分原因可能在于简老曾有过以下总结，"中医对于肺病，不注在治肺，以肺为市，为百脉交汇之地，为人身之政府，支配一切，凡他脏病甚，终必连及肺，如情欲过甚，肾之水源枯竭，则无以上供于肺，或性情躁急，及过嗜烟酒，气火太盛，则津液日耗，又或环境不适，忧虑郁结，消化滞钝，不能化生精血，是皆足以使肺痿，更有脾肾素虚，蒸化力弱，食饮所入，悉腐化而为痰湿，亦能上有为喘，为咳……"《素问·经脉别论》："脉气流经，经气归于肺，肺朝百脉，输精于皮毛。"清代医家姚止庵注解道，"言血之精华，即化而为脉，而脉已有气，流行于十二经络之中，总上归于肺。肺为华盖，贯通诸脏，为百脉之大要会，故云朝百脉也。"因周身脏腑经络中运行之一切气血甚至其他脏腑病理变化所致痰瘀必达于肺脏,则换个角度考虑,治疗其他脏腑病症即可解决肺系疾病引起的各种问题。故而很多情况之下于临证之际,可以不用太注重考虑肺脏问题。当然,此种说法并不绝对,想必简老也是受到医学典籍的启发,又根据多年临证经验,方有此感悟,亦是为后世提供了一个很好临证辨治角度。

研读简老医案,发现其医学理论汇集众家之所长,医书涉猎甚广。崇尚经典,深入思考前人理论,并擅于化裁古人成方为己所用,方药构建之法度极为严谨,精妙无比,而用药整体风格偏稳健,思虑周详。就简老水肿病证诊疗思想而言,上承《黄帝内经》、仲景学说,精研易水学派理论,更继承了孟河医派药走轻灵之法。时刻不忘顾护脾胃,喜用炒制品,鲜少使用过度寒凉之品;连在中药煎煮方面都不例外,例如将金匮肾气丸炒黑存性包煎,方法甚妙。其治疗水肿特色非常值得后世学习与研究。

参考文献

[1] 罗建民. 风水辨证论治初步探讨[J]. 云南中医学院学报,1979,2(1):9-14.

[2] 董忠,童安荣. 风水病的治则探讨[J]. 中医药研究,2000,16(4):3-4.

[3] 王好古. 此事难知[M]. 北京:中国中医药出版社,1985.

[4] 贾所学. 药品化义[M]. 北京:中医古籍出版社,2013.

［5］ 陈士铎. 本草新编［M］. 北京：中国中医药出版社，2008.

［6］ 王祖雄. 张简斋先生治病经验简介［J］. 中医杂志，1962，10
（11）：20 - 21.

［7］ 成晓燕，王洪琦. 论《内经》风水及其对后世的影响［J］. 河南
中医，2003，23（11）：3.

［8］ 王道瑞，申好真. 严用和医学全书［M］. 北京：中国中医药出
版社，2015：63.

［9］ 张简斋. 与美记者白修德先生阴阳互相生长［J］. 华西医药杂
志，1946（1）：39.

［10］ 余科格. 小建中汤与理中丸（汤）相关研究概况［J］. 亚太传
统医药，2016，12（4）：74 - 75.

［11］ 成无己. 伤寒明理论［M］. 北京：学苑出版社，2007：82.

［12］ 张景岳. 景岳全书［M］. 北京：中国医药科技出版社，2011.

［13］ 姚止庵. 素问经注节解［M］. 北京：人民卫生出版社，1963.